青少年近视防控体医融合治理研究

童莹娟　王　林◎著

吉林大学出版社

·长　春·

图书在版编目（CIP）数据

青少年近视防控体医融合治理研究 / 童莹娟，王林
著 . — 长春：吉林大学出版社，2023.7
ISBN 978-7-5768-1890-1

Ⅰ.①青…　Ⅱ.①童…②王…　Ⅲ.①青少年—近视
—防治　Ⅳ.① R778.1

中国国家版本馆 CIP 数据核字（2023）第 131007 号

书　　名　青少年近视防控体医融合治理研究
　　　　　QINGSHAONIAN JINSHI FANGKONG TIYI RONGHE ZHILI YANJIU

作　　者　童莹娟　王　林　著
策划编辑　樊俊恒
责任编辑　樊俊恒
责任校对　樊俊恒
装帧设计　马静静
出版发行　吉林大学出版社
社　　址　长春市人民大街 4059 号
邮政编码　130021
发行电话　0431-89580028/29/21
网　　址　http://www.jlup.com.cn
电子邮箱　jldxcbs@sina.com
印　　刷　北京亚吉飞数码科技有限公司
开　　本　710mm×1000mm　1/16
印　　张　13
字　　数　206 千字
版　　次　2024 年 3 月　第 1 版
印　　次　2024 年 3 月　第 1 次
书　　号　ISBN 978-7-5768-1890-1
定　　价　82.00 元

前　言

　　体医融合的研究是解决全民健身工作的技术核心,是扩大体育科学为健康服务领域的关键。作为健康促进的共进策略,体医融合将体育与医学二者进行深度融合能够协同健康促进合力,加快全民健身与全民健康深度融合。早在 2007 年,美国运动医学会就已提出"运动是良医"的理念,该理念倡导科学有效的运动处方以及健身指导方式,从而使得人们增强体力活动与进行适当的体育锻炼,有效预防与治疗慢性疾病。之后众多的学者对该理念进行了深入的研究,并对其进行推广与实践研究。

　　国内体医融合产业的研究借鉴并融合体育学、预防医学、管理学等学科领域的理论和方法展开,研究方法也渐趋多元,更多地关注热点和重点问题。国内早期的体医融合研究热点主要集中在健康问题、医疗卫生问题、体育与医学的关系等基础理论或宏观领域;中期的研究热点比较集中于中观领域,如认识疾病与健康、从体育角度思考医学的调查与研究、体医融合实际治理研究等领域;当前体医融合研究主要聚焦具体疾病中的相关应用(如青少年近视防控、糖尿病患者的日常护理中借助体医融合模式等)、协同医疗卫生部门开设体育治疗门诊、构建体育与医疗融合界面、保障体育与医疗适配融合发展等问题。

　　近视防控是一个在医学领域经常被提及的概念,主要指充分认识并做好保护视力与预防近视且减少长时间近距离用眼的相关工作。在我国青少年近视防控的相关研究中,其具体含义的解释逐渐丰富。早期的文献中,2008 年 9 月 4 日,教育部印发《中小学学生近视眼防控工作方案》,首次在文件中提出近视防控的概念,明确近视防控是医疗相关主体充分认识近视与预防近视的相关工作。然而,近视防控可能会受到多种因素的制约和影响。事实上,在后续的研究中发现,近视防控不仅仅归责于眼科医生,更是全社会各个主体的共同责任,因此研究者开始结合医院和政府的协同合作来定义近视防控。学者们普遍认为,在政府主导和医院专家的指导下,以预防为主,开展协同治理和大量近视跟踪调查工作才是能够取得有效成果的近视防控。

后续的研究者从"体医融合"的视角对"近视防控"进行了研究,黄越、万强和吴亚婷认为,体医融合的近视防控不仅包括体育和医疗卫生两个主体,更应涵盖政府、家庭、教育机构、各职能部门等多元主体,共同防控青少年近视[①]。随着体医融合应用于近视防控领域,更多学者认识到近视防控的主要协同主体涉及医疗卫生部门、体育部门、政府、学校、家庭以及个人。

浙江省和福建省位于中国沿海地区,不仅拥有长江经济带的区位优势,更有优良的海港经济,气候温和、物产丰富的同时更拥有便利的交通条件、完备的产业体系以及丰富的科教资源,故在 2018 年教育部会同国家卫生健康委员会等八部门联合发布《综合防控儿童青少年近视实施方案》后,上述两省便积极响应,并设立青少年近视防控先行示范区城市和近视防控试验区城市,通过几年的努力,在青少年近视防控体医融合治理上获得了一定的成果。2018 年《浙江省教育厅综合防控儿童青少年近视实施方案》出台,进一步明确到 2023 年,力争实现全省儿童青少年总体近视率在 2018 年的基础上每年降低 0.5 个百分点以上,近视高发城市每年降低 1 个百分点以上。到 2030 年,实现全省儿童青少年新发近视率明显下降,儿童青少年视力健康整体水平显著提升,6 岁儿童的近视率控制在 3% 左右,小学生的近视率下降到 38% 以下,初中生的近视率下降到 60% 以下,高中阶段学生的近视率下降到 70% 以下,国家学生体质健康标准达标优秀率达 25% 以上。2019 年,《福建省综合防控儿童青少年近视行动方案》出台,力图探索切实可行的儿童青少年近视有效防控措施,总结可推广的综合干预模式;建立多部门参与的联动机制,充分调动学校、家长、学生的积极性,提高全社会对视力保护的重视程度与健康意识,形成"部门合作、家校协同、社会参与、综合

---

① 黄越,万强,吴亚婷,《体医融合视域下儿童青少年近视综合防控模式构建》,2021

防控"的长效防控机制。在 2023 年,力争实现全省儿童青少年总体近视率在 2018 年的基础上每年降低 0.5 个百分点以上,近视高发地区每年降低 1 个百分点以上。到 2030 年,实现全省儿童青少年新发近视率明显下降,儿童青少年视力健康整体水平显著提升,6 岁儿童的近视率控制在 3% 左右,小学生的近视率下降到 38% 以下,初中生的近视率下降到 60% 以下,高中阶段学生的近视率下降到 70% 以下,国家学生体质健康标准达标优秀率达 25% 以上。

　　浙江省和福建省青少年近视防控体医融合治理的相关工作发展起步较早,发展速度较快,已成为我国青少年近视防控落实的典范区域,浙江省下属的近视防控示范区城市和试验区城市涵盖温州市、绍兴市、杭州市以及宁波市,福建省下属的近视防控示范区城市和试验区城市涵盖福州市和宁德市。近四年来,上述城市在青少年近视防控体医融合治理上的发展状况也能在一定程度上反映出我国青少年近视防控工作的状况。有效控制各学龄段青少年的近视率,运用体医融合治理模式调动起各治理主体的治理效能是青少年近视防控体医融合治理的重要目标。但是,就浙江省和福建省目前的近视防控体医融合治理发展事实而言,两个省份都存在实际治理主体近乎单一,治理主体间协同性不高,治理机制不完善,治理主体责任分配不均、责任意识不强、责任落实不足等问题。其中,各职能部门缺位和相关主体认识不到位使得治理主体难以参与协同治理,加剧了治理主体单一与协同性不高的程度。运行机制不明确与制度设置不合理则阻碍了相关治理机制完善化的进程,使各治理主体难以充分发挥各自的治理优势,降低了地区的整体近视防控体医融合治理效益,不利于治理体系的构建。与此同时,责任分配体系的不健全与责任落实考核的不全面造成了各个治理主体间责任分配不均的现状,此现状进一步加剧了部分主体责任意识薄弱与责任落实懈怠的程度,最终使得各治理主体间缺乏有机联系,致使对应城市不能形成高效的青少年近视防控体医融合治理体系。浙江省和福建省各个城市的治理现状所反映出的问题,关系到青少年近视防控体医融合治理的未来,如何从近视防控和体医融合治理视角合理勾画守护青少年视觉健康的机制与模式,如何有效地促进浙江省和福建省各治理主体在近视防控中的协同治理从而推动全国青少年体医融合治理工作的开展,已然成为青少年近视防控体医融合治理的重要研究内容。

在本书的撰写过程中,我们参考了大量国内外研究者的成果,并尽可能地予以注释和说明,在此表示感谢。限于笔者的水平,书中难免存在一些不足,恳请同仁们提出建议,共同为我国体医融合治理的发展提供研究支持。

童莹娟

2023 年 4 月 28 日

目 录

1 绪 论

1.1 研究背景

1.1.1《综合防控儿童青少年近视实施方案》的实施

近年来,我国青少年近视率居高不下,社会各界采取多种方式来延缓近视的发生与发展,其中不乏屈光矫正手术以及加强体育锻炼等医学和体育手段,但不可否认的是,当前青少年的日常生活中由于存在长时间、近距离用眼,缺乏足量户外运动等因素,导致仅凭上述方式难以从源头上抑制近视率的上升。

青少年是祖国的未来和民族的希望,他们的视力健康关系到每一个家庭乃至国家的未来发展。2018 年,为了贯彻落实国家关于儿童青少年近视问题的重要指示精神,切实加强新时代儿童青少年近视防控工作,教育部会同国家卫生健康委员会等八部门制定了《综合防控儿童青少年近视实施方案》,① 方案明确指出,2023 年,力争实现全国儿童青少年总体近视率在 2018 年的基础上每年降低 0.5 个百分点以上,近视高发省份每年降低 1 个百分点以上,到 2030 年,实现全国儿童青少年新发近视率明显下降,儿童青少年视力健康整体水平显著提升,6 岁儿童的近视率控制在 3% 左右,小学生的近视率下降到 38% 以下,初中生的近视率下降到 60% 以下,高中阶段学生的近视率下降到 70% 以下,国

---

① 为了孩子的眼睛更明亮——教育部等八部门印发《综合防控儿童青少年近视实施方案》[J]. 广西教育,2018（44）: 24-25.

家学生体质健康标准达标优秀率达 25% 以上。

与此同时,我国自 2014 年就已提出"推动体育健身与医疗、文化等融合发展"的理念,并将"全民健身"提升为国家战略。2016 年,《"健康中国 2030"规划纲要》(以下简称《纲要》)印发并实施,"体医融合"在其中已有体现。以"体医融合"的视角来守护青少年眼健康势在必行。《纲要》从生活方式、健康知识及技能、健康监测、健康教育等方面加大宣传力度,实现"体医融合"的推广,推进守护全国青少年视觉健康事业。

1.1.2 青少年近视防控治理问题凸显

目前,青少年近视防控治理的相关问题层出不穷。浙江省和福建省自《综合防控儿童青少年近视实施方案》发布以来,虽积极响应并结合《"健康中国 2030"规划纲要》采取"体医融合"治理模式落实青少年近视防控,设立近视防控示范区及试验区城市,但实际治理情况不容乐观。两省青少年仍普遍面临课内外学习负担过重,长时间近距离用眼以及用眼不卫生、缺乏体育锻炼和户外活动进而导致近视率始终居高不下等问题。与此同时,在近视防控治理过程中,治理主体间因权责分配不均、治理利益冲突以及治理机制缺失等问题,造成了青少年近视率不降反升的糟糕后果。随之而来的治理主体间协同性不高、责任意识不强以及责任落实考核不严格等问题则进一步加剧了上述情况。近视防控治理问题的频发导致了青少年近视低龄化、重度化日益严重,这已然成为一个令全社会忧心的问题。青少年近视防控需要政府、学校、家庭、医疗卫生部门、体育部门以及青少年个人的共同努力。

需要进一步深化近视防控体医融合治理的改革。从体医融合治理视角梳理浙江省和福建省相关城市的青少年近视防控的现实状态,探寻近视防控体医融合治理的瓶颈,再据此提出浙江省和福建省青少年近视防控体医融合治理的可行路径亟待实现。

1.1.3 青少年近视防控治理工作的推进

从已有的全国青少年近视防控相关研究结果来看,家庭、学校与青少年个人的近视防控意识均亟待提升。相关研究中实地走访中小学以及对青少年进行有关近视防控意识的问卷调查结果表明,目前,各省市部分青少年对具体的近视防控知识知晓率偏低,尤其是对于近视症状、户外活动有助于预防近视以及定期检查视力能及时甄别真假性近视等知识点近乎一概不知,在整个社会范围内没能形成良好的个人预防近视的氛围。与此同时,青少年对具体近视防控行为的执行力更低,尤其是在定期检查视力方面,相关负责人表示,部分学校的青少年将大量时间花费在文化课的学习上,对于近视防控知识的学习热情过低、学习态度轻慢。

近视防控意识的提升有助于实现青少年近视防控体医融合治理,较强的近视防控意识可以有效减缓青少年近视的发生与发展。从体医融合治理视角出发,近视防控意识的提升更能促进各治理主体对青少年施加积极影响从而加强青少年学习了解爱眼护眼相关知识,努力养成积极参与户外运动的良好习惯,不长时间近距离用眼,认真做眼保健操,了解缓解眼疲劳的相应方法。加强学校教育以及家庭教育中有关近视防控的相关教育是提升个人近视防控意识的重要环节,通过体育部门制定的体育课程纲要以及医疗卫生部门相关的近视防控文件来进一步加强观念引导,强化青少年个人近视防控意识势在必行。

1.2 研究目的与研究意义

1.2.1 研究目的

青少年近视率居高不下成为社会各界关注的重要议题,有效缓解青少年近视的发生与发展,从源头上实现近视防控成了摆在各个省市面前的头等大事。随着"体医融合"概念的提出,浙江省和福建省也开始采取"体医融合"治理模式来试图实现青少年近视防控,但是体医融合治理本身就是一个需要协同各主体的复杂且系统的工程,其应用于青少年近视防控更是会存在许多未知的问题。所以,笔者在这里把浙江省和福建省青少年近视防控体医融合治理作为主要研究问题,通过本书的调查研究,探索近视防控体医融合治理当前遇到了哪些问题和约束,该如何实现更有效的改革,以期为浙江省和福建省青少年近视防控体医融合治理提供可行的路径和建议,为体医融合治理模式的发展做出贡献。

1.2.2 研究意义

理论意义:通过研究体医融合治理与近视防控的关系,有助于形成体医融合治理研究的新视角。关于体医融合的治理模式、实现路径以及制约瓶颈,很多学者进行了相关研究,但是从青少年近视防控这一具体问题来研究体医融合治理的开展与落实的文章较少,明确的治理路径与可行机制也尚未提出,本书的研究可以完善体医融合在近视防控领域的理论空缺,也能为今后近视防控的相关研究提供理论补充。

现实意义:首先,通过实地调查和访谈来了解浙江省和福建省青少年近视防控体医融合治理的现状,以问卷调查的形式厘清浙江省青少年近视防控意识的情况,以近视防控示范区和试验区相关城市为典型代表城市进行问题剖析,整理出近视防控体医融合治理的改进启示,结合启示提出促进近视防控体医融合治理的可行路径;其次,浙江省和福建省青少年近视防控体医融合治理的顺利推进,对浙江省和福建省乃至全国青少年近视防控的体医融合治理模式都具有十分重要的借鉴意义,也能填补相关领域的研究空缺。

1.3 研究思路及内容结构

1.3.1 研究思路及技术路线

2018年教育部会同国家卫生健康委员会等八部门制定了《综合防控儿童青少年近视实施方案》,随着该方案的发布,全国各省市积极响应,其中浙江省和福建省作为在青少年近视防控体医融合治理领域起步较早、发展较快的省份,同时也是目前全国近视防控工作落实比较到位的省份。两地分别设立青少年近视防控示范区、试验区城市,通过几年的努力,在青少年近视防控体医融合治理上已经获得了一定的成果,但是仍有不少问题未得到解决。在研究青少年近视防控体医融合治理问题时,识别治理主体是否参与协同治理以及实际治理的路径、结构与策略是否合理是研究的出发点。

同时,近视防控体医融合治理的发展不可能摆脱内外环境的影响,为此,本书以浙江省和福建省的近视防控示范区以及试验区城市为主要研究对象,对相应城市推行的近视防控相关政策、近四年的青少年近视率变化情况、青少年近视防控意识情况进行梳理与相关案例分析,对青少年近视防控体医融合治理的内外环境进行评估,研判浙江省和福建省近视防控体医融合治理的发展状态,得出相应的经验启示;在此基础上,从体医融合治理发展的角度,以协同治理理论、健康促进理论、利益相关者理论、协同发展理论为基础,对上述两省的近视防控工作的现存治理结构、治理责任分配特征进行诊断分析;再以近视防控体医融合治理要求选择实际治理主体,明确浙江省和福建省青少年近视防控体医融合治理的责任落实考核体系;最后,在对上述城市全面调研的基础上,以上述研究为参考,提炼出青少年近视防控体医融合治理面临的困境,进行对应的成因分析,并据此给出浙江省和福建省乃至全国范围内青少年近视防控体医融合治理协同发展的路径、机制以及策略。

本书总体采用文献资料整理、实地走访、案例分析、问卷调查与专家访谈相结合、规范分析与实证研究相结合的研究方法,研究思路及研究技术路线如图 1-1 所示。

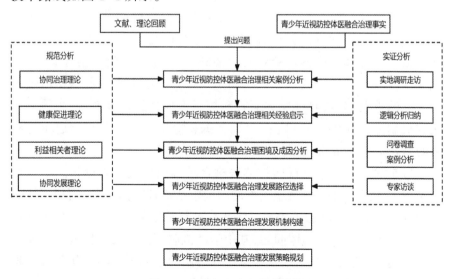

图 1-1　研究思路及技术路线

1.3.2 内容体系

第 1 章为绪论。首先阐述选题的背景和选题的意义,在梳理前人研究成果的基础上进行归纳与分析,发现可借鉴的价值及已有研究的局限性,也为问题的提出、思路的形成、研究框架的搭建提供了支持。

第 2 章和第 3 章为青少年近视防控体医融合治理发展的相关概念及基础理论。首先,对本书相关的概念进行界定,以明确研究论域;并对本书相关的利益相关者理论、健康促进理论、协同治理与发展理论进行梳理和分析,为后续研究提供理论支撑及解释依据。

第 4 章为青少年近视防控体医融合治理案例分析。本章包括浙江省青少年近视防控体医融合治理案例分析、福建省青少年近视防控体医融合治理案例分析以及青少年近视防控体医融合治理经验启示三部分内容。浙江省的治理案例分析包含了温州市、绍兴市、杭州市、宁波市的近视防控措施及成果分析,福建省的治理案例分析包含了福州市和宁德市的近视防控措施及成果分析,主要对各个城市在实际治理青少年近视防控过程中的政策、具体措施、青少年近视率现状以及近视防控意识情况进行深入分析。探索了近视防控体医融合治理工作在实际推行过程中所处的环境以及这个环境可以直接或间接影响治理的各种要素,包括影响体医融合治理的社会氛围、部门政策以及区域经济等。青少年近视防控体医融合治理经验启示包括提升个人近视防控意识、提升治理主体多元化、增强主体间协同以及创设体医融合机制、政策协同机制与环境共创机制等七部分内容。结合实际案例,提炼出个人近视防控意识、多元化主体以及促进协同的相应机制是在极大程度上影响各城市治理效能高低的重要因素,具体阐述近视防控意识提升的积极效应、主体多元化和机制完善化的正向增益;继而依据相应城市的治理经验启示为后续的路径提出与策略规划打好基础。

第 5 章为青少年近视防控体医融合治理困境及成因分析。本章首先阐述了体医融合实际治理面临的困境包括治理主体单一,治理主体间协同性不高,治理机制不完善,治理主体责任分配不均、责任意识不强以及责任落实不足等具体问题,其中治理机制不完善又具体表现为体医融合机制、环境共创机制以及政策协同机制的不完善。继而从各部门职能缺位、相关主体认识不到位、运行机制不明确、制度设置不合理、责任分配体系不健全、责任落实考核不全面等具体角度阐释形成青少年近视防控体医融合治理发展困境的成因。

青少年近视防控体医融合治理分析包括近视防控体医融合治理产生的动因分析、价值目标分析、政策分析、治理产生的环境分析、治理的目标人群分析、治理产生的效果分析等内容。首先在分析青少年近视防控体医融合治理产生的动因的基础上，对各地实行近视防控体医融合的价值目标、相应政策环境支持进行深入分析；基于实地走访调研获取的已有事实对体医融合治理的目标人群、实际治理效果进行深入分析，进而为后续治理可行路径、可行机制、可行策略的提出做好铺垫。

第 6 章为青少年近视防控体医融合协同治理的策略研究。浙江省和福建省的实际治理现状表明，近视防控体医融合协同治理的主体识别、相应主体的责任分配与最终的实际治理效果呈现正相关。故对协同治理的主体进行相应的识别与具体责任的分配，继而依据识别后的主体与责任分配体系为后续的治理路径安排和治理策略规划提供助力。

青少年近视防控体医融合治理的路径在分析青少年近视防控体医融合治理发展的基础上，对实际治理主体进行深入分析；基于浙江省和福建省近视防控体医融合治理发展的已有事实给出近视防控体医融合协同治理的发展模型，进而构建了多主体协同路径、政府主导型路径、个人主动型路径三个近视防控体医融合治理可选择路径，并阐述了不同路径的实施条件及实现方式。

青少年近视防控体医融合协同治理的策略部分包含了完善体医融合治理的多元服务主体，提升青少年参与意识与能力，培养体育健康指导复合型人才，推广运动处方与科学健身指导，构建近视防控体医融合机制、环境共创机制以及政策协同机制等内容。体医融合与健康中国的大趋势表明，体医融合治理模式与青少年近视防控等一系列具体的医疗卫生问题的协同合作将会越来越多，体育手段与医学手段的协同合作将更加密切，依据浙江省和福建省在相应治理过程中取得的已有经验，制定高效的近视防控体医融合治理策略还需要将运动处方、科学健身以及完善的运行机制纳入其中，建立和完善相关保障机制，采取有力的措施为各省市青少年近视防控体医融合治理发展提供支持。

2 文献综述

2.1 国内外相关研究

  利用 VOSviewer 对"体医融合""近视防控"等关键词进行可视化分析,文献数据来源为 2019—2022 年的文献。中文以 CNKI 全文数据库作为数据来源,检索策略为:SU=('体医融合'+'近视防控'+'治理')*(行为),英文文献的获取主要使用了 Web of Science 核心集合,具体检索策略为:TS=((((("physical and medical integration") OR "prevention and control of myopia") OR "management information") AND ("adolescent")),获得数据库反馈结果为 675 篇,根据文章的题名、关键词、摘要以及全文的相关性判断,最终得到本书相关文献 312 篇。在选取的 312 篇相关文献中,共选择出参考文献节点 75 个及 142 条节点连线,自动识别出 15 个聚类,节点代表了关键词,关键词在同一篇文章中出现过,两者之间就会有一条连线,连线代表关键词的联系,节点大小代表关键词的频数高低。同时,关键词所在圆圈也代表着不同聚类,圈的面积越大,代表关键词的聚类越多,圈的颜色越深,代表关键词出现的次数越多。将国内外相关研究文献的关键词进行数据清洗后共剩下 59 个关键词,包括同近义词替换、统一英文单词大小写以及删除无关词汇等,继而对图谱其他参数进行调整,最终得到出现频次由高到低的 10 个高频关键词,如表 2-1 所示。此外,结合图谱可知(如图 2-1),国内外的研究热点主要集中于"体医融合""近视防控""健康中国""myopia prevention""health service"为主的研究聚类。

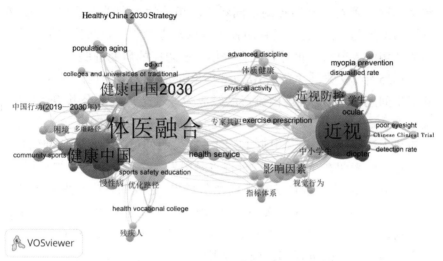

图 2-1　2019—2022 年体医融合近视防控关键词聚类分析图谱

表 2-1　国内外体医融合近视防控研究高频关键词一览表

序号（number）	关键词（keyword）	频次（frequency）
1	体医融合	178
2	近视	130
3	近视防控	101
4	健康中国	91
5	体质健康	70
6	myopia prevention	65
7	health service	60
8	physical activity	58
9	community sports	32
10	exercise prescription	25

2.1.1 国外相关研究

通过在相关学术网站上检索"control and prevention of myopia""multiple

prevention"以及"management of myopia"等关键词,检索所得的文献包括不同学者对近视防控的不同看法。相关学者和学术期刊分别站在近视的发生与发展、各国近视防控力度以及青少年近视防控政策三个不同的立场深入分析了世界各国青少年近视防控的研究进展。

2015年,权威科学杂志 Nature 提出儿童青少年近视已成为重大公共卫生问题,近视的大规模流行已经成为一项全球性的公共卫生问题。预计到2050年,全球约有一半人口将发展成为近视(50亿人),倘若这种趋势无法得到控制,其中近1/5的人群失明的风险会显著增加(10亿人),有研究表明在全球范围内近视将是引发持久性失明的主要原因。

Wolffsohn等从近视防控力度视角指出,近视的发生与发展和社会各界的防控力度存在正相关,在经济条件更为优越的发达国家,儿童青少年的近视预防意识远高于经济条件落后的发展中国家,从而使得发达国家儿童青少年的近视率远低于发展中国家。[1]

Tsubota等[2]学者试图从青少年近视防控政策角度,给出近视防控的有效路径,他们认为有效的近视防控政策能在一定程度上降低整个青少年群体的近视率,美国多年来开展的课后户外运动政策在一定程度上缓解了久坐、近距离用眼等因素导致的儿童青少年近视。

Morgan[3]和Naduvilath[4]分别指出,近视防控需要全社会成员共同努力,结合全社会的资源,可以为近视防控提供有效途径。

针对近视环境的改变是近视防控的重要影响因素之一。发达国家在近视防控的层面上,主要集中于改变儿童青少年所处的视觉环境。

学生视力健康问题现已经成为全球共同关注的重大公共卫生安全问题。2016年,有研究利用 Meta 分析和模型构建与预测相结合的分

① WOLFFSOHN JS, CALOSSI A, CHO P, Gifford K, et al. Global trends in myopia management attitudes and strategies in clinical practice[J]. Contact Lens and Anterior Eye, 2016 (39): 106–116.
② ANDRZEJ, GRZYBOWSKI, PIOTR, KANCLERZ, KAZUO, TSUBOTA, et al. A review on the epidemiology of myopia in school children worldwide[J].BMC Ophthalmology, 2020, 20 (1): 27.
③ IAN G MORGAN, AMANDA N, FRENCH, REGAN S, ASHBY, et al. The epidemics of myopia: Aetiology and prevention[J].Progress in Retinal & Eye Research, 2018 (62): 134–149.
④ Holden A B, Fricke R T, Wilson A D, et al. Global Prevalence of Myopia and High Myopia and Temporal Trends from 2000 through 2050[J]. Ophthalmology, 2016, 123 (5): 1036–1042.

析手段,对21世纪初至今全世界视力不良和高度视力不良人口进行变化趋势的推算,结果显示到2050年,将有接近一半的人口患近视,1/10人口发展为高度近视。在亚洲地区一些东亚和东南亚发达国家青少年群体中,近视如同流行病一样,接近80%~90%的学生患有近视。在已有的研究中发现,亚洲不同地区的近视发病率也各有差异,印度青少年17%左右、日本青少年38.3%至45.7%患有近视,而韩国首尔19岁男生的近视患病率高达96.5%。由此表现出了亚洲地区国家的近视发生率多年来始终居高不下,对国家的发展存在巨大的隐患。

据报道,美国和新加坡近视发病的平均年龄为8岁,而在16岁之后则出现减缓的趋势。更有学者在对不同人群近视患病率的调查研究中发现,中、日、韩以及新加坡等国家的学生高中毕业时近视患病率几乎达到80%以上,而在许多西方国家却不超过40%。近视的发生年龄、速度以及持续的时间在不同国家表现出不同的发展规律,亚洲儿童7岁时的近视患病率便可达29%,而西方儿童则低于5%。其中较为明显的亚洲国家相较于其他国家则表现出了患病更早、更快,持续时间更长的特点。

综上所述,我们可以看到国外在近视防控领域已经进行了一定程度的研究,对于近视发展与防控的认知已达到一定高度。我国的近视防控可以在某些方面参考国外的经验,实现有效防控。

2.1.2 国内相关研究

2.1.2.1 国内青少年近视防控的相关研究

近视防控是一个在医学领域经常被提及的概念,主要指充分认识并做好保护视力与预防近视并减少长时间近距离用眼的相关工作。在我国青少年近视防控的相关研究中,其具体含义的解释逐渐丰富。2008年9月4日,教育部印发《中小学学生近视眼防控工作方案》,首次在文件中提出近视防控的概念,明确近视防控是医疗相关主体充分认识近视与预防近视的相关工作。然而,近视防控可能会受到多种因素的制约和影响。事实上,在后续的研究中发现,近视防控不仅仅归责于眼科医生,更是全社会各个主体的共同责任,后来的研究者开始结合医院和政府的协同合作来定义近视防控。鲁本麟等[1]认为，在政府主导和医院专家的指导下，以预防为主，开展协同治理和大量近视跟踪调查工作才是可以取得有效成果的近视防控。后续的研究者对"近视防控"又深入地进行了研究，认为近视防控不仅限于医院和政府之间，更涉及学校、家庭和青少年个人等主体。曾芳[2]认为，近视防控是一项综合性、系统性的防控工程，学校切实减轻学生课业负担，家庭落实监护人责任制度，青少年学习近视防控相关知识是重要环节。但上述研究仍主要停留在近视防控医学手段层面。

2014年，国务院提出"推动体育健身与医疗、文化等融合发展"概念，于2016年印发并实施《"健康中国2030"规划纲要》，创新性提出"体医融合"概念。体医融合主要指体育运动与医疗相结合，用体育运动的方式协助医疗，使身体恢复健康。后续的研究者从"体医融合"的视角对"近视防控"进行了研究，黄越等[3]认为，体医融合的近视防控不仅包括体育和医疗卫生两个主体，应涵盖政府、家庭、教育机构、各职能部门等多元主体，共同防控青少年近视。冯振伟[4]与黄越等对体医融合的近视防控认识比较一致，是目前多数学者认可的观点，随着体医融合应用于近视防控领域，近视防控的主要协同主体涉及医疗卫生部门、体育部门、政府、学校、家庭以及个人。

继《综合防控儿童青少年近视实施方案》出台后，2019年下半年，健康中国行动推进委员会印发《健康中国行动（2019—2030年）》将儿童青少年参与体育锻炼作为重要手段，重点强调学校、家庭、个人共同参与近视防控的主体责任，进一步表明了学生近视防控工作的重要性。国内有学者提出，当前要落实综合防控儿童青少年近视工作，需要倡导多方面的总动员和家庭、学校、学生等多方面的共同参与，其中家庭应发挥中流砥柱的作用，家校合力，共同关注、促进学生视力健康。学者们在研究体育锻炼促进学生视力健康的过程中，对综合防控工作的开展提出了以下建议：学生近视防控需要学校设置充足的体育课程、家庭引导参与体育活动和学生自主养成健康习惯。陶芳标等认为近视防控措施

① 鲁本麟,杨莉华,孙仁彪,等.武汉"3·3·3"学生近视防控管理服务体系的创建与实施[J].中华疾病控制杂志,2010,14（09）:896-898.
② 曾芳.建立青少年近视防控网络体系[J].中国眼镜科技杂志,2018（07）:49.
③ 黄越,万强,吴亚婷,等.体医融合视域下儿童青少年近视综合防控模式构建[J].河北师范大学学报（自然科学版）,2021,45（2）:200-207.
④ 冯振伟.体医融合的多元主体协同治理研究[D].济南:山东大学,2019.

需要在保证学生完成学习任务的基础上，形成"家庭、学校、学生"三点结合，在三者能够充分理解的前提下，形成联动防控近视的干预措施。[①]《综合防控儿童青少年近视实施方案》《健康中国行动（2019—2030年）》都明确要求各学校将体育锻炼作为防治儿童青少年近视的重要手段，但目前国内对体育锻炼促进儿童青少年视力健康的路径研究较少，在实践操作中缺少具体路径的指导，导致综合防控儿童青少年近视的体育锻炼实施方法无法落到实处。2019年6月中共中央、国务院印发的《关于深化教育教学改革全面提高义务教育质量的意见》中指出，要在明确学校课堂作为学生学习主要场所的前提下，保证学生能在课堂上完成学习任务。同时，利用学生在校时间长的特点，提高学生对健康行为意识的养成，让学生在学习的同时能够养成必要的体育锻炼习惯，这也是学校层面拥有促进学生视力健康的职责的原因之一。

学校因素对学生体质健康的影响研究中，张加林的研究发现，在社会生态模型理论指导下，学校因素所提供的场所环境在学生参与体育锻炼的影响上是高于家庭因素和社区因素的，学校拥有可以为儿童青少年提供系统训练方法指导和健康知识传授的体育课程体系，能够给予学生固定的课外体育活动来有效保障学生生长发育所必需的活动场所和时间。[②]而学生更是国家发展的基础保障，通过学校因素干预学生体质健康包括学生的视力健康，保障中小学生全面发展，是促进我国完成体育强国建设和健康中国战略顺利实施的基础。在学校因素具体的干预措施中，侯筱等提出，通过社会生态学模型的构建，探索影响青少年身体活动的主要原因，通过改善课程结构和提高课外活动质量可提高青少年的身体活动水平，可以有效改善体质健康现状。[③]相关研究指出，青少年的身体活动水平与学校的基础措施息息相关。同时，政府的研究报告指出，学校体育课程的设置与运动环境无法满足学生的活动需求是导致儿童青少年身体活动水平下降的主要原因。身体活动水平的下降可能是影响学生视力下降的主要因素之一，通过对学校实施干预的研究中，

---

① 陶芳标,潘臣炜,伍晓艳,等.户外活动防控儿童青少年近视专家推荐[J].中国学校卫生,2019,40（05）:641-643.
② 张加林.上海市初中生身体活动特征、问题及对策研究[D].上海:上海体育学院,2017.
③ 侯筱,刘静民,刘玉洁,等.应用社会生态学模型探究学校干预对学生群体身体活动水平的影响[C]//中国大学生体育协会.第二十九届全国高校田径科研论文报告会论文专辑.[出版者不详]2019:635-641.

易红梅等在对视力不良发生率与学校之间的关系探讨中指出,学校积极开展视力保护宣传对学生自我健康意识的保护和视力防控知识的增强具有较好的促进作用。[①]孟帆等根据所得研究结论提出,学校层面要开发有针对性的视力教育课程,针对不同年龄段,制定合适的课程形式,结合已经被验证有效的措施来开展学校视力健康教育工作。[②]胡跃强等指出通过创新创建学校近视预防干预点,可以有效提高学生防控近视知识知晓率,增强学生近视预防能力,降低患病率。[③]姜轶等对广州市部分中小学学生采用分层抽样的方法进行近视干预研究,提出在学校实施近视防控过程中,有效利用座谈、教室照明检测、学生定期视力检测、教师视力保健培训等健康促进模式,可以在有效提升学生对护眼知识的了解的同时,减缓学生近视率的发生。[④]朱厚伟等的研究指出,将教育环境作为中学生视力的影响因素之一,发现学校教育水平越高,学生学习成绩越好的学生的近视患病率越高,为学生营造良好的教育环境是保护初中生视力健康的有效手段。[⑤]

国务院办公厅于 2016 年发布的《关于强化学校体育促进学生身心健康全面发展的意见》中指出,学生家长拥有引导学生参加社会体育活动的责任,为学生在非在校期间创造更加便利的参与体育锻炼的家庭环境,在学生阶段,更多的体育活动虽然是在学校中参加的,但家庭所创造的体育锻炼环境依然对学生体质健康包括视力健康有着重要的影响。段佳丽等指出,家庭是学生学习生活的主要场所,也是保护学生视力健康的重要场所,需通过加强家庭防治近视工作来进一步保护学生视力。[⑥]窦义蓉的研究指出,家庭作为中小学生视力干预的重要场所之一,需加强家长对健康教育知识的了解程度,让家长认识到家庭对防控学生

---

① 易红梅,张林秀,白钰,等.西部农村小学生视力不良影响因素分析 [J].中国公共卫生,2016,32(04):474-477.

② 孟帆,李想,王悦,等.宝鸡市中小学生视力不良配镜率及其相关因素分析 [J].中国学校卫生,2018,39(10):1509-1511,1515.

③ 胡跃强,胡亚男,王薇佳.以视力干预为切入点的健康促进学校创建效果分析 [J].中国公共卫生管理,2019,35(06):764-767.

④ 姜轶,郭仰峰,杜雪莹,等.广州市中小学视力干预模式试点效果评价 [J].中国学校卫生,2020,41(07):1088-1091.

⑤ 朱厚伟,史曙生,申翠梅,等.我国初中生视力的影响因素研究——基于 CEPS(2014—2015 学年)追访数据的多项 Logistic 回归模型分析 [J].中国体育科技,2022,58(04):52-61.

⑥ 段佳丽,王丹,滕立新,等.家庭中影响学生视力的行为因素研究 [J].中国学校卫生,2006(07):641-642.

视力的重要性,从而能更加有效地防控学生的视力健康。[①]郭璇等通过分层整群随机抽样调查研究指出,家庭的影响因素对防控儿童青少年的视力健康起着重要的作用,其中,家长对于儿童青少年视力不良相关知识了解不全面、不重视视力不良防治的健康教育,不能够对儿童青少年视力防控起到保护作用。[②]

2019年7月9日《健康中国行动(2019—2030年)》方案的颁布,突出强调了在个人层面应充分认识近视防控的责任和目标。目前国内关于学生个人的研究主要集中在对身体素质的研究上,主要通过体质健康测试的方式来获取学生身体素质的指标数据,身体素质的好坏,是评价个人体质情况的关键指标之一。但在随后的研究中,刘洪新指出,学生的身体健康不仅仅表现在身体素质的好坏上,还包括体育态度对身体健康的影响,体育态度是包含了行为意向、行为认知和情感体验的一个复合体,综合用来评价学生的健康状况更加合理。[③]而关于不同年龄段下不同运动频率和运动负荷的分类研究中,焦琳艳指出初中生表现出了体育认知维度>体育学习积极性>体育参与程度>体育的关注>自主与探究学习。同时,在体育学习积极性层面表现出了不同年级的显著差异性,在研究中表现出高的锻炼频率与体育关注度和体育学习兴趣显著相关。因此,体育教学应积极响应阳光体育号召,把培养学生的体育学习兴趣摆在首要位置。[④]该研究进一步表明体育锻炼对学生身体健康的影响,通过积极地引导学生参与体育锻炼,能够在很大程度上改善学生的视力健康。

综上所述,近视防控是一种涉及医疗卫生、体育、政府、学校、家庭、个人的综合系统性工程。体医融合的近视防控更加强调医疗卫生与体育手段的结合。

① 窦义蓉.重庆市中小学生视力相关生存质量及视力保健行为的调查研究[D].重庆:重庆医科大学,2015.
② 郭璇,刘盛鑫,王奇凡,等.天津市小学生视力不良与家庭环境因素的关系[J].中国学校卫生,2018,39(01):19-22.
③ 刘洪新.促进体育锻炼终身化的若干因素分析[J].中国学校体育,2003(01):61-63.
④ 焦琳艳.初中生体育学习兴趣的研究——以长春市第五十六中学为例[J].青少年体育,2016(03):62-64.

2.1.2.2 体医融合治理的相关研究

2019 年 7 月国家卫健委发布的《健康中国行动(2019—2030 年)》,明确提出要通过"广泛开展全民健身运动,加强体医融合和非医疗健康干预等方式提高全民身体素质"。体医融合是建设健康中国的重要途径,随着健康中国战略的逐步推进,已由战略规划进入实质发展阶段。[①] 由此可见,"体医融合"这个概念,是我国结合医疗卫生事业与体育运动事业在保障居民身体健康的共同点之上,创设性地提出的全新理念。我国当前的体医融合相关研究多集中在政策分析、理念探讨与运动健康促进的实验性研究方面,具体到体医融合治理模式上的研究则少之又少。并且,有关"体医融合"的称呼也有所不同,比如"体医融合""体医渗透""医体融合""体医结合"等,它们虽然在侧重点上略有不同,但都拥有相同的元素且基本点相同或相近。

笔者通过对近年来有关体医融合文献资料的阅读发现,众多学者对体医融合的内涵有不同的理解,我国体医融合相关研究也在不断推进。宣海德[②]、胡扬[③]等学者提出,所谓体医结合,就是指社区体育要与我国城市卫生服务体系相结合,促进体育与医疗卫生部门在医学体检、体质测定、运动健身和保健康复等方面的相互配合、补充。黄彩华[④]、李璟圆等[⑤]学者则认为,"体医结合"是一种以大健康的角度,以社区为平台,社区卫生服务机构为工作环境的,体育健身服务参与其中的,实现"医体"资源共享的,区别于传统的单一系统的大健康服务模式。华宏县等学者提出,"体医结合"是指"运用医学治疗方式配合体育锻炼手段促使身体恢复健康的一种模式,其关键在于充分应用运动处方和保健医疗等多种

① 饶柳.体医融合社区服务体系创建机制与发展路径研究[J].文体用品与科技,2022(21):144-146.

② 宣海德.我国城市社区体育中"体医结合"问题的研究[J].军事体育进修学院学报,2007,81(01):106-108.

③ 胡扬.从体医分离到体医融合——对全民健身与全民健康深度融合的思考[J].体育科学,2018,38(07):10-11.

④ 黄彩华.论"医体结合"公共健康服务模式[J].福建论坛(人文社会科学版),2010(S1):25-27.

⑤ 李璟圆,梁辰,高璨,等.体医融合的内涵与路径研究——以运动处方门诊为例[J].体育科学,2019,39(07):23-32.

体、医手段"①。冯振伟和韩磊磊却认为,"体医结合"即体育和医学在众多知识领域内的交互、融合与协作。这种跨界合作不仅体现在体育与医学技术方面的相互学习与交流,更包括学科及应用理论等全方位的紧密结合,互通有无、渗透与提升。②张剑威等人在冯振伟和韩磊磊的基础上提出,"体医结合"是运用体育运动方式配合医疗卫生治疗方案促使身体能够预防疾病、保持健康状态、养成良好习惯的一种有效机制,综合运用运动处方等体、医元素结合手段是其重要特征,在慢性病治疗、预防、长期观测中发挥出积极作用。③

后续的研究者开始以"体医融合"的视角对"近视防控"进行了研究,黄越等学者认为,体医融合的近视防控不该局限于体育部门和医疗卫生部门中,应充分动员政府、家庭、学校乃至青少年个人等多元主体,共同预防青少年近视。④冯振伟等学者对体医融合模式下的近视防控认识比较一致,是目前多数学者都认可的一种观点,随着体医融合逐渐应用于近视防控领域,近视防控的主要协同主体涵盖了医疗卫生部门、体育部门、政府、学校、家庭以及个人。⑤

综上所述,学者们对"体医结合"的定义视角不同,看法不同。有的学者认为"体医结合"应从基层构建,社区中体育与医疗服务体系的结合即为"体医结合";有的学者从中国传统体育与中医视角对其进行定义;有的学者是从学科间的融合入手;还有学者认为"体医结合"是解决健康问题的理念,针对"近视防控"这一具体的健康问题,有学者认为,应从医疗卫生机构和体育相关部门的协同合作出发,构建防控网络体系。

2.1.3 研究述评

通过对上述内容的分析整理以及总结相关的文献资料可以得出,目

① 华宏县,卢文云.健康中国视角下体医融合实践:进展与展望[J].体育文化导刊,2022(11):22-27,82.
② 冯振伟,韩磊磊.融合·互惠·共生:体育与医疗卫生共生机制及路径探寻[J].体育科学,2019,39(01):35-46.
③ 张剑威,汤卫东."体医结合"协同发展的时代意蕴、地方实践与推进思路[J].首都体育学院学报,2018,30(01):73-77.
④ 黄越,万强,吴亚婷,等.体医融合视域下儿童青少年近视综合防控模式构建[J].河北师范大学学报(自然科学版),2021,45(2):200-207.
⑤ 冯振伟.体医融合的多元主体协同治理研究[D].济南:山东大学,2019.

前国内外学者们对于青少年近视防控体医融合治理的具体研究并不多见,很多都是以体医融合或是近视防控分别为主体进行的研究,相关研究中对体医融合应用于具体疾病的案例并不多见,多数只是针对疾病防治的笼统概念,且具体看法大多趋同,研究内容以及结论被反复提及,缺少创新。关于体医融合治理方面的具体研究内容比较局限且数量较少,在进一步推动浙江省青少年近视防控体医融合治理的过程中难以起到指导性作用。目前相关的研究内容不具备将体医融合治理应用于浙江省青少年近视防控之间复杂细微的关系清晰呈现的能力。具体可从以下两个层面进行总结。

从近视防控层面来看,国外在近视防控领域已经进行了一定的研究,对于近视发展与防控的认知达到了一定的高度。但国外的近视防控主要依赖于医学领域的防治,并没有调动起整个社会范围内各社会组织的力量,形成系统性的防控结构网络。国内学者虽高度重视国家近视防控的相关工作,也将近视防控相关的研究纳入高度关注的研究课题,但就如何借助"体医融合"治理模式,实现青少年近视防控的协同治理,充分考虑政府、社会、家庭、个人等防控主体方面的研究仍十分有限。除此之外,在这些研究中,学者主要运用医学预防视角来解释青少年近视防控治理,没有对体医融合在近视防控治理中的具体作用及可行路径进行深层次、结构化的探讨分析。从某种意义上说,对此方面进行深入研究具有重要的现实意义,能够为体医融合在青少年近视防控中的具体落实起到引导作用。

从体医融合层面来看,部分学者对"体医融合"持有不同的态度和观点。有的学者认为"体医融合"不可以脱离基层,应从基层民众的日常生活出发去构建相关体系,体育与医疗服务体系深度结合才可能孕育出"体医融合";有的学者却认为"体医融合"需要以体为主,以医为辅,通过体育这一非医学干预手段,将健康保护理念融入青少年的日常学习和生活中,从而达到防患于未然的目的。对于体医融合治理的具体研究内容比较局限且数量偏少,但总体上认可体育与医疗相结合应用于疾病防治能够发挥作用。此外,目前的研究在体医融合治理模式的分析、归纳总结体医融合治理案例等方面存在部分缺失,尚未厘清我国体医融合模式的健康影响机制以及拓宽体医融合研究视角,进而丰富完善体医融合治理模式理论体系。

2.2 相关概念及理论依据

2.2.1 相关概念

2.2.1.1 近视防控

近视防控是一种有效延缓近视发生与发展的视觉干预手段,以缓解视疲劳为主,针对长时间近距离用眼导致的睫状肌痉挛等问题进行预防,主要通过放松眼部肌肉、闭目养神、视远以及参与户外体育活动等方式进行。近视防控的实施主体涵盖了社会、学校、家庭、个人等。近年来越发严重的儿童青少年近视问题逐渐成为社会焦点而被社会各界广泛关注。我国9~18岁学生近视率居高不下,且逐渐呈现出近视低龄化趋势,现已成为一个关系国家和民族未来的大问题。《综合防控儿童青少年近视实施方案》中提出的综合近视防控,其主要含义在于要在缓解学生近视这一问题上,强调通过"政府、学校、医疗卫生机构、家庭、青少年个人"等各主体之间相互联动,在政府主导下各部门协同配合,同时建立专家指导与科研支撑保障,最终实现学校、家庭、体医相关部门以及青少年个人共同参与的综合防控体系,部署通过体育锻炼促进近视防控,以地方政府为主管部门,严格要求学校落实学生在校期间每天不少于1小时的校内体育活动,切实强化家长在近视防控中的责任意识,督促青少年完成每天放学1~2小时户外活动,确保儿童青少年能有一个明亮的未来。

本书中的近视防控特指在掌握近视基本知识的基础上,通过外部干预的手段,有效防止青少年长时间近距离用眼,从而起到预防近视发生与发展的全过程。[1]

---

[1]　胡诞宁,储仁远,吕帆,等.近视眼学[M].北京:人民卫生出版社,2009:6.

2.2.1.2 体医融合

体医融合仅从字面角度上看,意为"体育"与"医疗"的结合,在全民健康背景下提出此概念,即是认可体育健康资源与医疗卫生资源理应进行充分整合,继而进一步实现健康资源优化。换言之,这是打破体育与医学学科之间的界限,将二者先进的概念理论和扎实的经验实践充分渗透、相互补充、共为衔接,把体育技术、医疗技术等多项利于健康促进的技术综合应用于疾病预防、疾病治疗以及疾病康复中,进而促进体育部门与医疗卫生部门在医学检查、体质测定、健康评估、运动健身、预防治疗和康复保健等方面融为一体的一种新的健康服务模式[①],其出发点和落脚点是满足国民健身、医疗、健康服务需求,是推动健康中国建设的有效方式。而本书中的体医融合指的是以青少年近视防控问题为导向,组织社会各界推行体育锻炼与医学诊疗相结合的干预手段[②]。

理解体医融合,则需要重新审视"体育"和"医学"的概念。体育这个词,在现如今的社会生活中已被广泛使用,但是溯源词源学中对于体育的定义,更多是旨在为了促进健康而进行的各项身体教育活动。1760年,由法国出版社出版的著作《论儿童的体育》和在此著作出版后两年所出版的《爱弥尔》中,明确提出"体育"一词。日本作为充分吸收与利用该词汇的国家,在使用"体育"一词的同时,更是将其译为"体育教育""关于身体所施行的教育"等词汇。日本教育家在1886年提出"体育"一词应被界定为公共用语。我国接受"体育"一词,始于1897年,以康有为为首的师范生,将"体育"二字使用于当时的报纸、杂志、新闻等领域。随着人们实践的深入与广泛吸收来自世界各地文化等因素的影响,"体育"一词的具体内涵和相关外延不断丰富。进入新时代,"体育"更是被广泛用于提高身体素质和健康水平、促进全面发展的代名词。回顾"体育"一词的发展来源,结合当前社会对体育事业的主流文化观点,本书把"体育"一词的概念界定为:充分运用身体锻炼这一媒介,旨在个人全面发展,为了培养德、智、体、美、劳全面发展的社会公民并将其作

---

① 李捷."体医融合"背景下健身气功的价值[J].安阳工学院学报,2022,21(06):126-128.

② 向宇宏,李承伟."体医融合"下我国学校体育的发展[J].体育学刊,2017,24(5):76-79.

为最终目的的一种社会文化培养与社会核心价值观的教育过程。

"医学"更多时候用来指实际救助人类生命健康的现代化科技手段与学科体系,从人类生命起源的那一刻起,医学的雏形便开始在人类生命救护、寻求食物与生命源泉的生理本能与生活实际经验中应运而生,作为在人体生命实际运行过程中一种能够积极防治疾病、有效增进健康、确切延长寿命、一定程度上提高生命质量的一种知识、技术体系,医学在生物学技术方面做出的贡献不仅仅局限于在人体健康促进中的具体运用,更改观了整个人类社会对于医学体系与医学概念的具体认知方式。现如今的医学体系中,主要涵盖了中国传统医疗和西方现代医疗两个体系,中西医结合的医学模式也以其独有的优势与高效的治愈率越来越受到人们的青睐。广为人知的医学概念包括但不仅限于预防医疗、基础医疗、临床医疗、康复医疗与保健医疗等方面。随着人类社会的快速发展,人们的日常营养摄入不断提升,以糖尿病、脂肪肝为首的慢性病逐渐成为现如今人类健康的重大威胁,整个医疗体系的关键点也开始由原先的传染性疾病向慢性病诊治与预防方向发展。故本书界定"医学"的概念为:一种借助各类科技手段与相关学科体系构建而成的旨在预防、治疗和康复各类疾病的多项医学技术的健康促进手段。

已有研究表明,适量且足够的体育锻炼在疾病防控方面具有不可替代的作用,在保证日常的学习、生活、工作之余,加强个人体育锻炼已成为一些欧美发达国家预防、控制疾病的重要实践。

随着上述研究的不断推进,体育也应该承担起守护国人健康的时代责任,与医学手段进行有效协同进而促进人类健康事业的可持续发展。从更细化的方面来看,一方面,体育手段具有非医疗手段的经济便捷性,能够满足各阶层人群对于健康的需求,即准入门槛较低。另一方面,医疗手段能够为体育提供医学监督、医学防护以及促使体育锻炼朝科学化进展的相关指南。因此,在此背景下体医融合亦具备以下特性:

一是涉及运动相关的安全性。运动中的安全问题涉及多个因素。单从运动过程中的机体运行角度来看,运动会直接影响心肺、肝肾等器官机能的安全,血糖的正常值,骨骼肌肉伤病等一系列安全问题。与此同时,健康指导型人才因缺乏及时有效的医疗监督,也不愿并且不敢进行健身指导,致使医生所建议的体育非医疗手段无法顺利实施。

二是涉及与运动相关的健康促进的有效性。已有研究表明,人类采取运动的最终目的是实现对自身健康的正向促进,通过一定量的机体锻炼从而实现机体功能的改善,皆需要长时间不间断进行体育锻炼方能产生一定效果,任何体育锻炼均需要在健康促进的整个生命运行全周期内进行。现如今许多人出现的运动持续性不足、运动时间间断、运动量不满足要求等现状在心理学层面来讲,对身心愉悦也是不利的。国外的相关研究已经表明,对运动进行个性化与情感化的设计能够有效促进运动的持续性,进而促使人群对运动促进健康的持续效应有更为深刻的感知。

三是与疾病相关的防御性。中国传统医学中的"好医治未病"的朴素健康促进思想,在一定程度上给予了现代健康促进事业一种全新的启发。现如今推行的体医融合倡导利用各级的医疗卫生资源,尝试最大限度发挥医疗卫生部门的话语权,以期扩大体育参与健康促进的业务范围,不断鼓励、支持大量临床医生主动向病人、亚健康及健康人群传播体育非医疗手段的知识与方法,合理设计运动处方,结合社会体育指导员、运动康复师等各类专业人才的力量,充分发挥体育的疾病预防效应以及体医融合所能带来的巨大健康促进效果。

2.2.1.3 体医融合治理

体医融合治理是将协同治理理论充分应用于体医融合实践领域中的新兴产物,是一种跨越层级、跨越组织以及跨越各级部门的横截面治理格局,其内涵更包括了治理行为主体的多元性、主体权利的彼此依赖性、责任边界的模糊性以及治理权力的多维性等多个方面,体医融合治理基于多元主体间实现多层次互动。多元主体发挥能动性与积极性,实现在政府、体育部门、医疗卫生部门、学校与家庭互相协同的过程中,规范和指引健康相关的公共事务,实现公共利益的最大化①。由政府部门、体育部门、医疗卫生部门、学校与家庭联合发挥作用,共同构成治理体系,是有效解决涉及体医融合治理问题的最佳选择。各治理主体出于对共同的价值追求以及对平等获取治理权利的希冀,彼此间相互独立又相互依存。各部门可以通过规范制度法规、权衡利弊、共担责任等治理方式来加强治理主体间的协作互动,实现体育与医疗的最大融合,使国民

---

① 格里・斯托克,华夏风.作为理论的治理:五个论点 [J].国际社会科学杂志(中文版),2019,36(03):23-32.

健康最大化。

本书中的体医融合治理特指青少年近视防控工作在实行过程中,借助体医融合的理念,发挥政府、学校、家庭、医疗卫生部门、体育部门等多元主体的功能,实现近视防控体医融合治理这一动态过程。

2.2.2 理论依据

2.2.2.1 协同治理理论

协同治理理论是一种新兴理论,缘起于协同理论和治理理论。

协同理论于 1971 年创立,代表人物是赫尔曼·哈肯与格雷厄姆。该理论适用范围广泛,涵盖社会科学与自然科学,为人们提供了全新的认知理念和思维路径,帮助人们在科学研究、社会治理、经济活动等领域,解决相关复杂问题做出了巨大贡献。所谓协同理论,是指系统中各个要素之间的相互竞争与合作。在系统整体运行过程当中,可以分解为多个要素或子系统,其子系统能够自主完成相互作用与联系,或者是各子系统能够在某种外来机制的影响下发生相互作用,从而促成系统从无序变到有序的动态过程。序参量和自组织是协同理论的两个重要概念,序参量是在系统内部子系统之间的竞争与协同过程中产生的,衡量和反映着整个系统的子系统合作的效果,表征子系统在协同运行中的参与程度。自组织则更为强调相互联系的众多子系统所构成的整体[①]。

关于协同治理的发展,国外首先是从政府的治理方面着手研究的。政府治理并不是一个新的领域,在政治学与行政学中,对政府治理与善治等经典问题的讨论,一直伴随着学科的发展。从奥斯本和盖布勒的企业化政府,盖·彼得斯的市场模式、参与模式、灵活政府模式与非管制型政府模式,克莱格斯与娄弗的公共管理中的指导和调控模式,菲列耶的效率驱动模式、小型化分权模式、追求卓越模式和公共服务取向模式,到国内学者善治理论的提出,等等。从历史发展的角度来看,协同治理理论的提出无疑是人类在新的环境下寻求新型治理模式和发展道路的探索。

---

① 赫尔曼·哈肯.高等协同学 [M].北京:科学出版社,1989:54.

政府协同治理的出现也有其特定的背景。自 20 世纪 60 年代以来，各国的公民社会已日益壮大起来，包括各种非政府组织、公民的自愿性社团、协会、社区组织、利益团体等第三部门，在社会中的地位日益重要，它们要求更多地参与社会治理过程，希望制定的各项公共政策能够代表或反映出它们的利益，它们期盼公共行政改革的过程是一个更大程度还政于民的过程。1965 年，美国著名的战略管理学者 Ansoff 提出了协同的思想。他认为，组织通过寻求合理的销售、运营、投资与管理的战略安排，能够对投入要素、业务单元与环境进行有效配置，从而实现类似报酬递增的协同效应。尽管当时所指的协同是企业内部的协同，但是对于政府组织中不同参与者之间的协同也有一定的解释力。

协同治理的基本逻辑建立在对理性世界的信仰之上。相信理性的力量可以化冲突为分歧。但是人不总是理性的，当冲突各方的根本利益和原则立场不可调和，谈判、妥协都无济于事的时候，协同治理的理念就变得无能为力了。

综上所述，我们可以看到目前的协同治理内容已经包含多元治理的部分，只是内容零散，且相关研究主要是针对现有实践成果的总结与归纳，并未形成科学、完整的理论体系。总之，协同治理的研究是各国在电子政务的发展基础上提出来的一个新课题，国内外学术界对其的研究力度并不够，在协同治理概念的深化，协同治理的运行机制、实施过程、效率分析及技术的成熟等诸多方面都有待进一步完善。不过，无论是从知识发展的逻辑还是从实践验证的逻辑来看，政府协同治理已成为电子政务建设的新趋势和新热点，并将最终导致政府协同治理目标的实现。

治理理论，在组织的理论体系中，善治理论和协同理论是其非常重要的分支。善治，即良好的治理。自 20 世纪 90 年代以来，善治理论被大多数研究人员用于进行组织关系相关的科研工作，托马斯·G. 怀斯是其中的代表人物之一，其著作《治理、善治和全球治理：观念和实践的挑战》更是组织研究中的代表性著作。学者俞可平最早将善治理论引入中国，在其著作《善治：一种新的政治分析框架》中对善治理论进行了基本要素归纳，所谓善治理论，是指在一个既定的范围内运用权威维持秩序，满足公众的需要，使公共利益最大化的社会管理过程，其本质特征为政府与公民对公共事务的合作管理，是政府与市场、社会的一种新颖关系。善治理论的基本要素涵盖了透明性、法治性、责任性和有效性。所谓透明性，是指每一个成员都有权知道和自己利益密切相关的政府管理消息。法治性强调完备、明确与稳定的规律框架和制度基础是对每一个公共组织的要求。责任性是指政府管理人员及社会组织机构均应承担部门职责或者社会职责,履行一定的职能及义务。效率性包括以有限的资源生产出更多更优质的服务以及提高管理目标的时效性[①]。

托芬等指出智慧城市治理的理念非常符合公共管理的观点,强调解决社会问题不仅仅是制定良好政策,更在于组织政府同其他利益相关者之间强有力的合作。根据法泽卡斯和伯恩斯的说法,治理指的是在没有任何一个行动者可以宣称拥有绝对主导地位的情况下治理社会的过程。因此,治理不是政府做什么,而是公共领域所有参与者之间互动的结果[②]。

在这之后,有关学者们进一步研究分析了善治理论的相关内容,并构建了对应体系对其内容进行详细说明。该理论体系能够很好地帮助人们理解治理相关的组织行为及其现象,具有指导意义,因而将其作为近视防控体医融合治理研究的理论基础。(表2-2)

表2-2 治理、善治与管理的具体内容

词语	具体内容
治理	规范、引导和控制组织内部和组织间的冲突、问题,以形成稳定的公共秩序
善治	注重权利分配,引导不同主体按照一定规范和秩序参加社会事务,发挥积极作用
管理	运用计划、组织、领导、控制、创新等职能,对组织有限资源进行调控的过程

注: 词语具体内容解释源自新华网词语库。

协同治理理论涵盖协同治理的基本原理并同时具有以下四个关键特征:①治理主体的多元化。这些参与到社会公共事务治理中的治理主体涵盖了包括政府组织在内的各类民间组织、企事业单位、社会家庭以及公民个人在内的社会组织和行为体。②各子系统的协同性。当需要采取集体行动时,组织之间必然会产生互相依靠的关系,此关系会受制于参与者群体间约定俗成的规则以及适合交换的场所。③自组织间

---

① 俞可平.治理和善治:一种新的政治分析框架 [J].南京社会科学,2001(09):40-44.
② 吴素雄,张燕,杨华.健康治理的发展路径与驱动机制:国际比较 [J].浙江社会科学,2023,317(01):86-96,158-159.

的协同。自组织的协同有效性在很大程度上决定了整个系统的协同治理结构。④共同规则的制定。其过程是指各种行为体都能认同并接纳的行动规则商定过程。

协同治理理论在实际应用过程中需要满足以下三方面条件：

其一，治理主体多元化。政府部门、体育部门、医疗卫生部门以及学校家庭等多元组织需协同合作，设立共同目标，形成新的秩序制度，所涉及的范围远超传统单一主体。

其二，治理目标协同化。基于共同的目标需求，政府部门从公平视角出发来推动体系进程；相关协同部门从实际效率视角出发，结合利益引领方式来催化技术手段创新与推广应用；社会机构从社会公共利益角度出发，启动自愿机制来弥补市场空缺。

其三，子系统合作密切。结合系统论视角，协同治理业务涵盖广泛，涉及诸多领域，需紧密围绕各主体子系统，实现"多轮驱动"，完成多元主体有效协作。

长期以来，许多学者对协同理论进行了详细的研究和分析，构建出协同理论应用于多学科相关问题的理论体系，此类理论体系能够帮助人们了解协同治理相关的组织行为，具有理论价值与实践意义，因而将其作为近视防控体医融合治理研究的理论基础。

2.2.2.2 健康促进理论

健康促进理论，发轫于《渥太华宪章》，在美国卫生与公共服务部门发布《国民健康：健康促进与疾病预防报告》及《健康公民》计划后正式形成，该理论强调人们行为和生活方式的改变，关注非医疗部门及多重手段对人类健康的干预，并且认为人民健康不仅仅是增加医疗照顾和经费开支，而是政府进一步努力做好疾病预防及健康促进工作。该理论的提出超越了医学预防与治疗的范围，拓展了医学理论的范畴，将体育、环境、政策理论等因素纳入大众视野。此外，该理论着眼于多项手段干预人类健康，增进了预防医学与临床治疗的相关研究，延伸了医疗护理领域的边界，体育、环境、政策理论逐步发挥出自身独特的作用。

自20世纪80年代以来，人们开始意识到社会与自然环境因素很大程度上制约着人们在行为与生活方式方面的改善。因此，鉴于该背景，健康促进理论得以迅猛发展，以"促进人类健康"为中心，强调整个社会大环境理应承担起"全民健康"的重任,而不是单一归责于医疗卫生部门,重视个人、社会、市场组织和团体等多元主体参与"全民健康",将政府政策、价值观念、健康教育等外界支持和个人自主健康行为、促进提升行为充分结合,形成协同效应,共同构筑全民健康目标[1]。鉴于此,社会大环境进一步丰富了健康教育的概念,令普及健康教育与传播健康教育活动齐头并进,诞生出涉及预防疾病相关服务、行政干预有关政策和社会保障支持体系等一系列同社会健康促进和个人健康保持相关联的多元主体行为。

健康促进的理论核心包含五大策略:①制定健康的公共政策,加强政府决策对健康问题的影响,重申政府在促进民众健康过程中的责任。健康公共政策包括法令、规则和规范。②创造支持性环境,创设有利于健康的外在条件,以促进人群健康。这种外环境包含物质环境、社会经济环境以及社会政治环境等。政府主导多部门协同合作及全体社会成员广泛参与是创设支持性环境的重要途径,促使医疗卫生部门、体育部门、学校、家庭等不同主体形成伙伴关系,建立联合行动路径,创建健康的支持性环境。③强化基层社区行动,通过强化社区行为向公众赋权,让公众能够当家作主,拥有积极参与和控制自我健康的权利。④发展个人技能,个人的行为或生活方式是直接影响健康和生活质量的因素,体育锻炼、医疗保健等都会产生较大影响。发展个人技能可以了解不同年龄阶段的身体状况及健康需求,掌握慢性病的预防以及体育这一非医疗干预手段的作用。⑤调整医疗服务方向,其目的是更加合理地分配和利用资源,改善医疗卫生服务质量以及完善医疗卫生服务的相关内容。

20世纪70年代以前,医疗卫生理念仍以"疾病治疗"为中心,主要基于机体的生物功能机制,以此来治疗和预防疾病。各项研究主要以疾病治疗为中心的生物医学模式展开。20世纪70年代初,随着社会经济的不断发展,人们的生活方式与生活水平发生了显著的变化,与此同时,人们的疾病谱系也在一定程度上发生了根本性改变,在各类疾病相关的预防、治疗及康复方面,仅仅以生物医学模式为中心架构而成的医学手段越发显得"力不从心",基于此,国内外学者开始强调人们行为和生活方式改变能够在预防疾病方面起到更为积极的效果,随后,人们开

[1] 李红娟.体力活动与健康促进[M].北京:北京体育大学出版社,2012:264.

始关注在日常生活中,非医疗部门及其相关的多重手段对人类健康的干预效果超出预期。美国卫生与公共服务部也在1979年发布《国民健康:健康促进与疾病预防报告》并颁布一系列《健康公民》计划,认为改善美国人民健康不仅仅是增加医疗照顾和经费开支,而是国家进一步努力做好疾病预防及健康促进工作。运动健康促进、体育锻炼行为因素等观点的提出大大超越了生物医学预防与治疗的范围,有效拓展了医学健康理论的范畴,在此之后,健康促进教育、体医融合下的体育锻炼、运动行为改变、健康相关政策理论等成为健康教育与健康促进的新视野。近年来,人们越来越意识到社会与自然环境因素会在很大程度上成为制约人类行为与生活方式改善的关键阻碍,鉴于此,健康促进理念及其相关理论快速发展起来。国内外公认的健康促进理论紧紧围绕着"人类健康"为中心,强调健康促进在人类发展过程中的中心地位,应该让整个国家成为实现"全民健康"的关键,而不仅仅是单一的卫生部门担当所有义务。

随之而来的新概念——健康促进应运而生。这一概念比健康教育更为广泛,充分涵盖健康教育中最为核心的组成部分,即促使个人行为、社会环境改变的政策、组织、团体、经济支持等各项策略。从更宽泛的角度上来说,健康促进更像是一个社会化的概念,因其需要充分关注社会、政府部门与个人等多元主体对促进健康而承担的责任与义务,以及实施的行动与采取的策略,故而社会与个人对待健康问题的认识一致性在其中得以充分体现。

相关研究表明,健康促进最早是基于健康教育的普及才得以产生的。随着经济社会的不断发展,各类慢性病的不断增多,人们逐渐意识到安逸舒适的环境在运动行为改变中会起到反作用,相反,积极的运动锻炼环境能够促使人们加强自身的体育运动,从而促进健康。心理学研究表明,环境支持是行为改变的必要条件,也是行为改变持续的关键因素。在一个人产生行为之前,多重因素影响着人们的行为决定,个人、人际、组织、社区、政府都是影响健康相关行为的重要关键因素。加之,行为与环境之间也会产生相互影响,从某种程度上说,行为是外在环境的产物,但是反过来,行为也会深深影响当前所处的环境。随着与健康促进相关的研究进展不断深入,截至目前,健康促进的定义也是数量众多、不尽相同,但追根溯源,学者们普遍认可的是《渥太华宪章》中的概念界定:健康促进从某种程度上来说,是一种有效促使人们维护和改善自身健康的过程。该过程从广义上来讲是一个体现政治变革和社会变迁的复杂的过程，而从狭义上来说，健康促进除了能够提高个人的健康技能外，还涵盖着改善社会、环境以及经济条件，来减轻这些因素对大众及个人健康的影响。

可以预见，未来能够有效推行健康促进理论在全社会范围内普及的关键是"增权"。增权从字面上理解即为权利和能力的提升，所谓"增"，即是增强和发挥人们的内在主观能动性，在一定程度上激发对于生命健康权的渴望与重视；所谓"权"，即指人们自主控制与决定自身健康的权利及能力。后来众多学者对健康促进进行了深入研究。

后期的发展仍离不开初期《渥太华宪章》的颁布，正是宪章的颁布才使健康促进理论的雏形初步形成，由此可见《渥太华宪章》是健康促进理论发展的里程碑。

对于健康促进概念的推广起到关键性作用的第五届全球健康促进大会就"国家健康促进行动规划框架"问题谈到，所拥有的工作、足够支付生活的资金保障、确保日常生活起居的住房、维持日常生理需求的食物以及获得有利于健康的食物、确保生命安全的交通、便捷娱乐和体育锻炼场所等，是制定健康公共政策需要充分考量的要素。健康促进更加强调给人们的日常生活创设支持性环境。换言之，即为人们创设有利于健康的外在条件，以促进人群健康。这种环境从宏观层面上来说，包括物质环境、社会经济环境以及社会政治环境。从微观层面上来说，人类与其外在环境息息相关。一方面，所有健康促进的策略理应关注营造良好的自然环境，创设良好的生态环境以及保护自然；另一方面，政府部门应该创设有利于健康的社会环境。这种社会环境是一种安全、舒适、愉悦、正义与法治的生活条件和工作氛围。政府主导部门、多部门合作机构及全体社会成员等是营造健康支持性环境的核心主体。在理想的社会环境中，应积极破除由于贫穷及不平等所造成的心理失衡现象，所以健康促进理论提倡社会公众"增权"，提倡公共卫生主体、地方政府、部门代表、市场企业等不同主体形成伙伴关系，建立联合行动计划，创造健康的支持性平台。

2.2.2.3 利益相关者理论

《牛津词典》于1708年首次界定了"利益相关者"一词，随后的《新英汉词典》吸纳该词并将其翻译为"利益共享者",此后数十年间,国际项目管理协会的项目管理报告往往将其称之为"利益相关方"。1963年,美国斯坦福研究院将其定义为:利益相关者是企业中多个利益需求群体的总称,企业的生存和发展离不开这些利益相关者的支持。

在此之后的多年间,相关学者从不同的视角,基于不同的学科背景对利益相关者进行概念界定,直到1984年,著名管理学者Freeman第一次提到利益相关者管理理论。该理论首先是对利益相关者进行了具体的概念界定,认为利益相关者包括两个群体:一是积极参与管理经营的群体;二是自身利益可能受到组织机构绩效正向或负向影响的群体。同时认为利益相关者除了参与管理经营,承担管理风险,还拥有对组织机构监督的权力。因此,Freeman认为,组织机构除了追求少数人的利益外,还应该关注所有利益相关者的整体利益。

自20世纪90年代以来,国内学者在引入利益相关者概念之后,对其解释也不尽相同。被广泛接受并具有代表性的观点是:利益相关者是拥有某种或多种利益关系的个人或者集团;组织依赖利益相关者维持生存和发展,而利益相关者依赖组织来实现自身目标;利益相关者是与组织相联系的个人和群体;利益相关者是影响项目目标实现的组织和个人以及被项目目标的实现过程影响的组织或个人。虽然学者们对利益相关者的概念界定未能达成完全一致,但就以下观点达成基础共识:任何组织的存在和发展都与利益相关者息息相关,组织追求的是整体的利益,而不仅仅是某一个别利益相关者的利益。

3 研究对象与研究方法

3.1 研究对象

本书以浙江省和福建省青少年近视防控体医融合治理的现状为研究对象,将浙江省和福建省的近视防控示范区和试验区相关城市的近视防控体医融合治理、约束条件以及今后的治理路径作为研究的重点。

3.2 研究方法

3.2.1 文献资料法

笔者通过查阅学校图书馆大量文献书籍、电子信息资源以及相关学术期刊,借助互联网搜索国内外关于近视防控和体医融合多主体协同治理的最新成果,阅读不同学科领域的最新研究进展,在有关学术网站上以近视防控、体医融合治理等关键词查阅与本书相关的文献资料,广泛查阅我国健康促进相关政策的推行现状和健康中国建设背景下的各项最新要求,对我国体医融合治理等有关制度文件进行梳理;通过学校图书馆资料库查阅与本书相关的书籍,再结合实地走访获取近视防控体医融合治理相关的文献资料,对此前学者的研究成果进行归纳总结,不断研读相关资料,拓宽研究视野,为研究提供更多的理论依据和实践基础。本书紧紧围绕体医融合与近视防控这两大关键研究领域,在对国内外文献进行检索时,以"体育锻炼(physical exercise)""视力(vision)""近视(myopia)"等为主要关键词,涉及的学科领域有学校体育学、体育人文社会学、体育心理学、运动医学等,通过中国知网、百度学术、万方、Web of Science、Sci-Hub 等学术资源网站进行电子文献搜集,通过国家体育总局和教育部官方网站以及卫生健康管理部门等网站检索相关政策文件,通过温州市鹿城区图书馆、绍兴市越城区图书馆、宁波市江北区图书馆、杭州市上城区图书馆、福州市图书馆、宁德市图书馆以及宁波市鄞州区图书馆与宁波大学本部图书馆查阅相关研究书籍。在搜集大量文献的基础上对文献资料进行分析与整理,为完成本书提供相应的理论支撑。

3.2.2 实地调查法

通过对浙江省和福建省相关城市的近视防控工作进行实地走访调查,对近视防控的体医融合治理情况、人员配置、组织架构、运行体制机制等方面的最新状况进行充分了解,与相关负责人展开深入交流,获取最新资料,了解上述城市在近视防控中落实体医融合治理的具体事例,听取相关机构工作人员以及青少年对近视防控工作的认识,并在近视防控实际推行过程中进行现场的情况记录,所记录的内容具体涵盖近视防控体育融合进展情况、近视防控体医融合治理手段以及青少年对于近视防控体医融合治理的参与情况。并且,在相关城市的政策文件发布单位,实地探访了解政策文件的具体执行情况及执行后的反响并记录下来。在相关城市的体育、医疗卫生部门进行体育融合相关知识普及度的实地了解。在相关城市的学校及家庭进行近视防控相关措施的了解,并探访学校和家庭对于近视防控相关政策的认可度,进行实时的记录,为后续的体医融合治理路径构建打好基础。

3.2.3 问卷调查法

3.2.3.1 问卷设计

问卷调查是获得一手资料的高效且重要的方法,本书的内容是面向青少年开展的近视防控治理,相关研究表明,青少年的近视防控意识会在很大程度上决定近视防控体医融合治理的成败。因此,了解青少年本身对近视的认知程度尤为必要。

笔者根据青少年近视防控体医融合治理的相关影响因素,通过查阅相关书籍与文献资料编制成青少年近视防控意识相关调查问卷,问卷编制的过程中不仅与导师同门相互交流,还通过咨询相关专家并根据专家的意见与建议进行了修改,确保问卷内容能够在全面、正确的前提下,让学生更好地理解并作答。问卷共有 8 个题项,主要包括近视知识知晓与近视防控知晓两个层面。

(1)近视知识知晓层面主要包括近视认知维度(具体是指将所调查的青少年是否对于近视本身有一个客观清楚的认知纳入评价体系)、近视防控知晓维度(具体是指青少年是否对于近视防控工程本身有一定的了解与认识,自身已经掌握了哪些与近视防控相关的技能)、近视防控知识获取途径维度(具体是指青少年自身对于近视防控知识获取的来源及渠道)、近视治疗方法维度(具体是指青少年对于近视相关的治疗方法的了解程度)。

(2)近视防控知晓层面主要包括近视行为习惯维度(具体是指青少年在日常的学习生活中是否存在明显不良的用眼习惯以及自身是否知晓该行为习惯)、近视知识普及维度(具体是指青少年在日常的学习生活中是否已将此类知识视为常识性知识)、近视防控知识获取意识维度(具体是指青少年自身对于近视防控相关知识获取的主观能动性)。

为了保证问卷适合本书的研究需要且能真实地反映研究所需要的具体内容,初期将青少年近视防控相关意识调查问卷发放至长期致力于研究体医融合和近视防控方面的专家,请他们对问卷所包含的内容及问卷整体情况进行效度评价。同时,问卷设计参考了《眼科学》(第九版)以及《临床眼科杂志》等眼科医学相关书籍对近视影响因素的总结和提取,并设置了相关问题。本书在充分考虑青少年认知水平的基础上,从近视界定、近视认知、近视防控三个维度全方位考查了青少年的近视防控意识。

3.2.3.2 问卷信效度分析

为了进一步保证问卷的有效性,再次邀请相关领域的权威专家对调查问卷的整体结构、内容与格式进行指导,在咨询了 6 位相关领域专家之后,对本书的问卷效度进行了评价。按照非常合理、比较合理、基本合理、不太合理、非常不合理五个等级进行评定(表 3-1)。

表 3-1 专家的问卷效度评价统计表

评价内容	非常合理	比较合理	基本合理	不太合理	非常不合理
问卷的结构	4	1	1	0	0
问卷的内容	4	2	0	0	0
问卷的格式	5	1	0	0	0

在信度方面,采用了重测法对问卷的信度进行检验。在第一次问卷发放结束后一周,对已填写过问卷的部分青少年进行再次发放,通过计算所得问卷的信度系数为 $R=0.82$。根据信度系数越接近 1 信度越高,可以认为该问卷的数据真实有效。

3.2.3.3 实施调查

为了获取青少年的近视防控信息,笔者选择温州医科大学附属眼视光医院、绍兴市第五医院眼科中心、浙江省眼科医院、宁波鄞州人民医院眼科中心、福建医科大学附属医院、宁德市医院的就诊青少年作为调查对象,分别于 2021 年 7 月对温州医科大学附属眼视光医院的就诊青少年进行了问卷调查,2021 年 8 月对绍兴市第五医院眼科中心的就诊青少年进行了问卷调查,2021 年 9 月对浙江省眼科医院的就诊青少年进行了问卷调查,2021 年 10 月对宁波鄞州人民医院眼科中心的就诊青少年进行了问卷调查,2022 年 5 月对福建医科大学附属医院的就诊青少年进行了问卷调查,2022 年 7 月对宁德市医院的就诊青少年进行了问卷调查。

问卷的发放及回收：通过选取浙江省和福建省设立了近视防控示范区和近视防控试验区的不同城市的代表性医院，对温州医科大学附属眼视光医院的就诊青少年共发放 450 份问卷，回收 435 份，有效问卷430 份，有效率为 98.85%。对绍兴市第五医院眼科中心的就诊青少年共发放 500 份问卷，回收 490 份，有效问卷 476 份，有效率为 97.14%。对浙江省眼科医院的就诊青少年共发放 450 份问卷，回收 440 份，有效问卷 435 份，有效率为 98.86%。对宁波鄞州人民医院眼科中心的就诊青少年共发放份 450 问卷，回收 410 份，有效问卷 402 份，有效率为98.05%。对福建医科大学附属医院的就诊青少年共发放 480 份问卷，回收 450 份，有效问卷 430 份，有效率为 95.56%。对宁德市医院眼科中心的就诊青少年共发放 400 份问卷，回收 390 份，有效问卷 374 份，有效率为 95.90%。

表 3-2　问卷样本近视情况一览表

近视程度	温州市就诊青少年（ $n=430$ ）	绍兴市就诊青少年（ $n=476$ ）	杭州市就诊青少年（ $n=435$ ）	宁波市就诊青少年（ $n=402$ ）	福州市就诊青少年（ $n=430$ ）	宁德市就诊青少年（ $n=374$ ）
未近视	56（13.02%）	94（19.75%）	45（10.34%）	87（21.64%）	56（13.02%）	44（11.76%）
轻度近视	166（38.60%）	152（31.93%）	174（40.00%）	171（42.54%）	166（38.61%）	165（44.12%）
中度近视	193（44.88%）	201（42.23%）	203（46.67%）	132（32.84%）	193（44.88%）	157（41.98%）
重度近视	15（3.49%）	29（6.09%）	13（2.99%）	12（2.99%）	15（3.49%）	8（2.14%）

3.2.4 专家访谈法

体医融合治理是涉及体育、医疗、治理等多领域的系统性工程，探讨其相关问题是多学科知识点交叉凝结而成的结果。因此，采用面对面访谈和电话访谈相结合的方式，事先拟定好访谈提纲并提前交给受访者，于 2022 年多次邀请医院、体育局、学校等负责人有针对性和侧重点地对青少年近视防控体医融合治理的内外部准备条件，治理的进程及现状，未来的治理规划及治理路径的合理性、可行性、科学性论证等问题进行不同层次、不同程度的访谈,获得多方视域下的宝贵意见和建议,争取在各方专家对体医融合治理达成一致共识的前提下,设计更为高效合理的治理路径,提高研究的可行性、实用性与科学性。访谈专家信息如表3-3所示。

表3-3 访谈专家信息一览表

序号	专家	职称或职务
1	李**	主任医师
2	张**	主治医师
3	陈*	办公室主任
4	周*	竞赛中心主任
5	徐*	教导主任
6	王**	教导主任
7	刘*	主治医师
8	孙**	主治医师
9	陈**	主任
10	朱**	竞赛中心主任
11	王*	教导主任
12	吴*	教导主任
13	何*	主治医师
14	卢**	主治医师
15	王**	主任
16	李**	主任
17	张**	教导主任
18	朱**	教导主任

3.2.5 逻辑分析法

运用眼科学、管理学和组织行为学的学科知识,综合文献资料、实地调查、问卷调查和专家访谈的结果对浙江省青少年近视防控体医融合治理的现状进行分析,进一步探寻近视防控体医融合治理的约束条件及现存困境,有效识别在青少年近视防控体医融合治理过程中各个治理主体应该承担的相应职责,最后结合各主体自身的特点,设置成相应的治理方案,通过协同治理的方式推导出合理有效的治理机制,并根据约束条件和现存困境构建出既符合实际情况又切实可行的治理路径。

3.2.6 案例分析法

将浙江省和福建省中的近视防控示范区和试验区城市在青少年近视防控体医融合治理中面临的问题或取得的成果作为案例,通过对案例进行研究分析,对所呈现的现实情境,结合眼科学、管理学、体育学和组织行为学的相关知识,找出问题背后的深层次原因,提出改进方向、改进措施以及有效的治理路径,为青少年近视防控体医融合治理赋能,并根据在案例中所记录和收集的资料,对青少年近视防控体医融合治理的未来发展方向提出有效建议,为青少年近视防控体医融合治理机制的构建提供创新性的想法。

4 青少年近视防控体医融合治理案例分析

自教育部等八部门联合印发《综合防控儿童青少年近视实施方案》以来,浙江省和福建省着力推进并设立青少年近视防控示范区和试验区城市,相应城市均已落实相关措施长达 4 年,本书以浙江省下属城市和福建省下属城市为切入点,分析这两个省份在实现青少年近视防控体医融合治理过程中的具体措施与成效。

4.1 浙江省青少年近视防控体医融合治理案例分析

4.1.1 温州市近视防控措施及成果分析

4.1.1.1 温州市近视防控政策梳理

如表 4-1 所示,2019 年至 2022 年,温州市政府陆续出台《温州市建设"全国儿童青少年视力健康管理先行示范区"工作方案》《温州市儿童青少年近视防控计划》等相关文件,文件要求医疗卫生部门应积极加强与社区、学校等单位的合作,共同宣教青少年近视防控相关知识,在现有的青少年近视率基础上,实现稳中有降。温州市教育局启动"明眸皓齿"工程,创建第一批全国儿童青少年近视综合防控改革试验区及视力健康管理先行示范区。将青少年近视防控工作细则化,设置"明眸皓齿"工作责任制,由政府发布工作内容,医院、学校以及家庭等落实具体工作,实行月度、年度考核机制。温州市体育局进一步落实"阳光体育"计划,严格遵循国家体育与健康课程标准,确保每周三次体育课以及中小学生足量的体育活动时间。温州市医疗卫生部门实行学生视力普查干预以及视力健康惠民便民行动计划,将近视防控与近视筛查落实到户,确保每个青少年都能有机会接受近视的医学检查,进一步落实青少年近视防控体医融合治理。

表 4-1　温州市 2019—2022 年近视防控相关政策一览表

发布单位	发布时间	相关政策	具体举措
温州市政府	2019	《温州市建设"全国儿童青少年视力健康管理先行示范区"工作方案》	推进儿童青少年视力健康知识教育
	2021	《温州市儿童青少年近视防控计划》	实施青少年视力筛查全覆盖,建立动态、共享的视力健康数字档案
温州市教育局	2020	《温州市儿童青少年"明眸皓齿"工程实施方案》	积极引导孩子进行户外活动或体育锻炼
	2020	《温州市儿童青少年近视综合防控改革试验区工作方案》	掌握孩子的眼睛发育和视力健康状况
	2020	《温州市儿童青少年视力健康管理先行示范区工作方案》	坚持眼保健操等一系列护眼措施
温州市体育局	2020	《温州市"阳光体育"学校实施工作方案》	严格落实国家体育与健康课程标准
	2021	《温州市中小学体育健康教育指导纲要》(修订版)	确保中小学生在校时每天有 1 小时以上的体育活动时间
温州市医疗卫生部门	2019	《温州市学生视力普查干预行动计划》	县级及以上综合医院普遍开展眼科医疗服务,认真落实《温州市儿童青少年近视防控计划》等诊疗规范
	2019	《温州市视力健康惠民便民行动计划》	积极宣传推广预防儿童青少年近视的视力健康科普知识,因地制宜开展视力健康指导和服务

数据来源:对温州市政府网站 2019—2022 年政策文本整理所得。

总体来说,上述政策文件的实施,使青少年近视防控工作开始"有法可依",改变了原先近视防控只局限在眼科门诊医学宣教的尴尬处境,充分调动起社会各界的力量,增强了多元主体参与近视防控的能动性与创造力。①

4.1.1.2 温州市近视防控的具体措施

如表4-2所示,温州市明确规定中小学线下教学使用电子产品教学时间不得超过总教学时间的30%,谨慎开展线上课程学习,尽量不布置线上作业,原则上采用纸质作业。引导青少年进行户外活动,每天1~2小时,督促其养成良好的用眼习惯。如温州市鹿城区实验小学定期举行以近视防控为主题的家长会,强调青少年每天需进行1~2小时的户外活动,并且要养成近距离用眼1小时与远眺10分钟相结合的良好的用眼习惯②。温州市中小学整体上鼓励青少年积极参加体育锻炼,增强近视防控意识和能力。温州市医院落实学生视力普查干预行动与视力健康惠民便民行动两项计划,具体方式主要通过建立视力健康数字档案以及全方位覆盖视力筛查③。以温州医科大学附属眼视光医院为例,该院自2019年落实近视防治计划以来,已完成对温州市内中小学为期3年的"视力定期筛查",对视力异常儿童青少年建立视力数字档案,定期观测该类人群的视力发展④。

---

① 石一宁,方严.中国儿童青少年近视防控流程的建议——近视防控共识(讨论稿)[J].临床眼科杂志,2014,22(1):25,94.

② 孔艳艳,远保红.打造"明眸皓齿"工程的温州样板——专访市委市政府健康温州建设领导小组办公室主任 温州市卫生健康委党委书记、主任陈宏鸣[J].健康中国观察,2021(10):25-27.

③ 叶慧.呵护好孩子的"明眸亮眼"[J].今日浙江,2021(7):52-53.

④ 柴广翰.给孩子们一个光明的未来——教育部等十五部门2021年扎实推进综合防控儿童青少年近视工作[J].健康中国观察,2022(04):48-53.

表 4-2 温州市 2022 年医院及中小学近视防控措施一览表

实施单位	具体内容
温州市中小学	①电子产品教学时间≤总教学时间的 30%；②优先布置纸质作业,尽量不布置线上作业；③引导户外活动每天 1~2 小时；④举行近视防控家长会；⑤推出青少年阳光体育计划
温州市医院	①每学期不少于 1 次视力普查；②近视儿童青少年落实后期跟踪随访；③视觉异常者至眼科医院就诊；④儿童青少年视力筛查全覆盖；⑤医院建立视力健康数字档案；⑥开通近视防控服务热线；⑦发展"智慧眼科"项目

数据来源：对温州市中小学、温州市医疗卫生网站 2019—2022 年计划公示整理所得。

4.1.1.3 温州市青少年近视防控现状分析

表 4-3 中的相关数据表明,温州市青少年近视率已连续三年逐步下降。截至 2022 年,小学生的近视率为 37.83%,低于预定目标(38%),自 2019 年以来,整体呈现下降趋势,每年分别下降 0.76%、0.78% 和 0.89%,下降幅度逐渐增加,这得益于温州市实行的青少年近视防控相关措施。自温州市颁布近视防控相关文件以来,医疗卫生部门定期在各小学开展近视筛查,对于有近视倾向的学生进行屈光度记录以及医院二次检查通知,全方位落实近视精准防控。初中生的近视率为 71.18%,高于预定目标(70%),自 2019 年以来,每年近视率均有所下降,分别为 0.19%、0.29% 和 0.64%,但整体下降幅度不大,因此,尚未达到预期的目标。这与温州市初中生面临繁重的课业压力有关,即近视防控体医融合治理有所成效,但碍于初升高的中考压力,初中生整体近视率下降幅度仍偏小。高中生的近视率为 83.12%,高于预定目标(80%),自 2019 年以来,每年分别下降 0.32%、0.36% 和 0.53%,整体下降幅度偏小,高中生作为面临高考的特殊群体,即便温州市定期对高中生开展近视宣讲与防控治疗,但高考的巨大压力使其学习时间始终较长,长时间近距离用眼是导致近视的第一大诱因,因此,高中生近视率尚未达到预期目标。

表 4-3　温州市 2019—2022 年青少年近视率一览表

年级	年份	近视率（%）	与上一年相比变化率（%）	预定目标（%）
小学生	2019	40.26	—	38
	2020	39.50	-0.76	38
	2021	38.72	-0.78	38
	2022	37.83	-0.89	38
初中生	2019	72.30	—	70
	2020	72.11	-0.19	70
	2021	71.82	-0.29	70
	2022	71.18	-0.64	70
高中生	2019	84.33	—	80
	2020	84.01	-0.32	80
	2021	83.65	-0.36	80
	2022	83.12	-0.53	80

数据来源：国家卫健委公布数据。

结合表 4-3 制成青少年近视率趋势线斜率变化图（图 4-1），该图反映 2019—2022 年温州市青少年近视率趋势变化情况。横坐标代表时间，纵坐标所代表趋势线斜率。图中三条折线，代表浙江省温州市小学生、初中生以及高中生的近视率趋势线斜率变化情况。

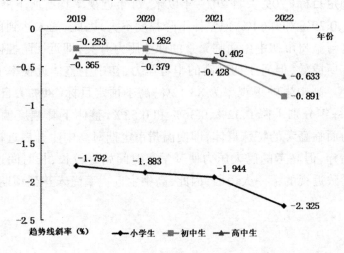

图 4-1　温州市 2019—2022 年青少年近视率趋势线斜率变化图

注：①数据来源：国家卫健委公布数据；

②折线趋势线斜率计算方法 $S=\dfrac{\left[\frac{(P_2-P_1)}{P_1}\right]\times 100\%}{T_2-T_1}$，$S$ 代表趋势线斜率，P_1 代表初始值，P_2 代表终末值，T_1 代表初始时间，T_2 代表终末时间。当斜率值为负，表征近视率下降，斜率值越大，表征下降速度越快，反之亦然[①]。

结合折线图，菱形折线代表小学生近视率趋势线斜率，方形折线代表初中生近视率趋势线斜率，三角形折线代表高中生近视率趋势线斜率。对三条折线数据进行分析可知，菱形折线由 –1.792% 降至 –2.325%，近视率趋势线斜率累计下降 0.533%，表明温州市小学生近视率下降趋势逐年递增，且温州市小学生近视率于 2022 年降至基准线以下，符合近视防控标准，说明温州市针对小学生的近视防控体医融合治理工作进展比较到位。方形折线由 –0.253% 降至 –0.891%，近视率趋势线斜率累计下降 0.638%，表明温州市初中生近视率下降趋势已呈现，但是尚未降至基准线以下，未达到近视防控标准，说明温州市初中生近视率在近视防控体医融合治理下有所缓解，可由于治理不充分以及中考压力等因素，使得尚未达成预期目标。三角形折线由 –0.365% 降至 –0.633%，近视率趋势线斜率累计下降 0.268%，表明温州市高中生近视率下降趋势略微呈现，但是尚未降至基准线以下，表明温州市高中生近视率仍然处在较高水平，近视防控体医融合治理有所成效，但收效甚微，还需进一步加大治理力度。

4.1.1.4　温州市青少年近视防控意识分析

通过问卷调查，获取温州医科大学附属眼视光医院 2022 年针对就诊青少年开展的近视防控认知现状调查结果，其中，对近视防控概念表示知晓的青少年有 400 人，占比 93.02%；对近视防控概念表示不知晓的青少年有 30 人，占比 6.98%。针对具体近视防控知识知晓情况的统计见图 4–2。

---

① 　陈永明 .d_c 指数正常趋势线分析 [J]. 石油钻采工艺,1995（01）:26–30,100.

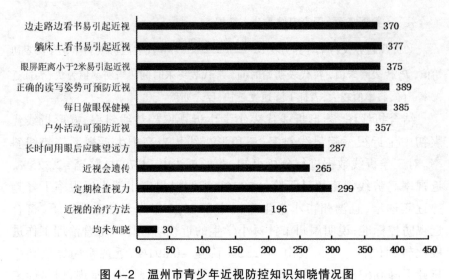

图 4-2　温州市青少年近视防控知识知晓情况图

　　青少年近视防控相关知识获取的途径较多,其中医疗卫生部门、家庭、学校的占比较高,分别为 32.25%、29.50%、15.75%,见表 4-4。

表 4-4　温州市青少年近视防控相关知识获取途径表

获取途径	人数	占比(%)
医疗卫生部门	129	32.25
家庭	118	29.50
学校	63	15.75
电视广告	40	10.00
相关书籍	29	7.25
社区宣传	16	4.00
其他	5	1.25

　　温州市青少年近视防控认知现状调查结果显示,大部分青少年对近视防控知识表示知晓,但具体近视防控知识的平均知晓率仅为 72.50%,提示青少年对近视防控相关知识的认知仍有不足,有待进一步提升。而从青少年近视防控相关知识获取途径可知,医疗卫生部门、家庭、学校是青少年获取近视防控相关知识的主要途径,占比分别为 32.25%、29.50% 以及 15.75%,提示在传播近视防控相关知识时,应充分考虑青少年更能接受的宣传途径,重视医疗卫生部门对青少年近视防控知识的宣教以及学校健康教育课程中眼保健知识的教学,同时增强对近视防控

相关知识的宣讲,让家长意识到近视防控的重要性,并主动承担起保护孩子视力健康的责任,以此从多角度增强青少年的近视防控意识。

4.1.2 绍兴市近视防控措施及成果分析

4.1.2.1 绍兴市近视防控政策梳理

如表 4-5 所示,2019 年至 2022 年,绍兴市政府陆续出台《绍兴市儿童青少年近视防控指南》《绍兴市儿童青少年近视防控试验区工作方案》等相关文件,文件要求绍兴市各单位均严格根据指南和方案要求,对青少年近视防控工作进行落实。绍兴市教育局启动"明眸亮睛"工程,创建全国儿童青少年近视综合防控改革试验区,设置"明眸亮睛"工作细则,由政府发起,各单位进行精准落实。绍兴市体育局启动"阳光体育"计划并重新修订绍兴市中小学生体育课程纲要,确保中小学开足开齐体育课,严格遵循国家体育健康课程指标。绍兴市眼科医院建立近视防控组织网络并开展近视防控专业指导来共同推进近视防控工作。

表 4-5　绍兴市 2019—2022 年近视防控相关政策一览表

发布单位	发布时间	相关政策	具体举措
绍兴市政府	2019	《绍兴市儿童青少年近视防控指南》	建立近视防控工作评议考核制度
	2019	《绍兴市儿童青少年近视防控试验区工作方案》	发挥健康管理、公共卫生、眼科相关领域专家的指导作用
绍兴市教育局	2020	《绍兴市儿童青少年"明眸亮睛"工程实施方案》	严格依据国家课程方案和课程标准组织安排教学活动
	2020	《绍兴市儿童青少年近视综合防控改革试验区工作方案》	遵守近视防控的各项要求,积极参加体育锻炼和户外活动
绍兴市体育局	2021	《绍兴市中小学"阳光体育"实施工作方案》	增加适合儿童青少年户外活动和体育锻炼的场地设施,每周参加中等强度体育活动 3 次以上,养成良好的生活方式

发布单位	发布时间	相关政策	具体举措
绍兴市医疗卫生部门	2020	《绍兴市儿童青少年近视综合防控工作评议考核实施方案》	定期开展视力监测。接收医疗卫生机构转来的儿童青少年视力健康电子档案
	2020	《绍兴市全面加强儿童青少年近视综合防控工作责任书》	进行科学验光及相关检查,明确诊断,按照诊疗规范进行矫治

数据来源:对绍兴市政府网站 2019—2022 年政策文本整理所得。

4.1.2.2 绍兴市近视防控具体措施

如表 4-6 所示,《绍兴市儿童青少年近视防控指南》明确规定中小学实行一年两次视力健康普查,将中小学教室照明条件标准化,实行近视防控三级服务网络以及目标考核机制。此外,绍兴市政府与学校层层签订责任状,引导儿童青少年进行每天 1~2 小时的户外活动,督促青少年养成良好的用眼习惯。绍兴市中小学重视青少年参加体育锻炼的频次,以期增强近视防控意识和能力。绍兴市医疗卫生部门均实行浙江省《综合防控儿童青少年近视实施方案》,具体方式主要是建立视力档案以及覆盖一年两次中小学视力筛查。以绍兴市第五医院为例,该院自 2019 年落实《绍兴市儿童青少年近视防控指南》以来,已完成对绍兴市内中小学为期 3 年的"视力定期筛查"并为视力异常青少年建立医疗档案,定期观测其视力发展状况。

表 4-6　绍兴市 2022 年近视防控典型文件内容一览表

文件名	具体措施
《绍兴市儿童青少年近视防控指南》	①中小学视力健康普查一年两次;②中小学照明标准化配置;③近视防控三级服务网络;④近视防控目标考核机制;⑤政府与学校层层签订责任状
《综合防控儿童青少年近视实施方案》	①中小学视力健康普查一年两次;②户外活动每天 1~2 小时;③每周开设至少 3 节体育课;④养成良好的护眼习惯;⑤保持正确的读写姿势

数据来源:对浙江省教育局发布的政策文件整理所得。

4.1.2.3 绍兴市青少年近视防控现状分析

表 4-7 中的相关数据表明,绍兴市青少年近视率已连续三年逐步下降。截至 2022 年,小学生的近视率为 37.95%,低于 38% 的预定目标,自 2019 年以来,整体呈现下降趋势,每年分别下降 0.20%、0.39% 和 0.37%,下降幅度保持在较高水平,这是由于绍兴市实行青少年近视防控相关措施所起到的效果。初中生的近视率为 71.68%,高于预定目标(70%),自 2019 年以来,每年近视率均有所下降,分别为 0.12%、0.39% 和 0.24%,但整体下降幅度不大,因此,尚未达到预期的目标。高中生的近视率为 83.32%,高于预定目标(80%),自 2019 年以来,每年分别下降 0.15%、0.41% 和 0.23%,整体下降幅度偏小,这可能是由于高考的原因使其上课与学习时间变长,长时间近距离用眼导致,因此,尚未达到预期的目标。

表 4-7 绍兴市 2019—2022 青少年近视率一览表

年级	年份	近视率(%)	与上一年相比变化率(%)	预定目标(%)
小学生	2019	38.91	—	38
	2020	38.71	−0.20	38
	2021	38.32	−0.39	38
	2022	37.95	−0.37	38
初中生	2019	72.43	—	70
	2020	72.31	−0.12	70
	2021	71.92	−0.39	70
	2022	71.68	−0.24	70
高中生	2019	84.11	—	80
	2020	83.96	−0.15	80
	2021	83.55	−0.41	80
	2022	83.32	−0.23	80

数据来源:国家卫健委公布数据。

图 4-3 反映的是 2019—2022 年绍兴市青少年近视率趋势变化情况。横坐标代表时间,纵坐标代表趋势线斜率。图中三条折线,分别代表浙江省绍兴市小学生、初中生以及高中生的近视率趋势线斜率变化情况。

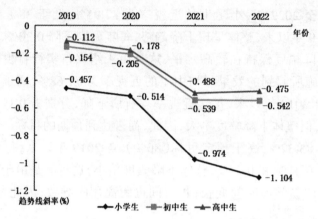

图 4-3 绍兴市 2019—2022 年青少年近视率趋势线斜率变化图

注:同图 4-1 注。

结合折线图,菱形折线代表小学生近视率趋势线斜率,方形折线代表初中生近视率趋势线斜率,三角形折线代表高中生近视率趋势线斜率。对三条折线的数据进行分析可知,菱形折线由 −0.457% 降至 −1.104%,近视率趋势线斜率累计下降 0.647%,说明绍兴市小学生近视率已呈现逐年下降趋势,且绍兴市小学生近视率于 2022 年降至基准线以下,进一步表明绍兴市针对小学生的近视防控体医融合治理工作进展比较顺利,达到近视防控标准。方形折线由 −0.154% 降至 −0.542%,近视率趋势线斜率累计下降 0.388%,表明绍兴市初中生近视率总体呈现下降趋势,但是近视率尚未降至基准线以下,未达到近视防控标准,提示初中生近视率在近视防控体医融合治理下有所缓解,可由于治理不充分以及中考压力等因素使得尚未达成预期目标。三角形折线由 −0.112% 降至 −0.488% 又回升至 −0.475%,近视率趋势线斜率累计下降值不稳定,约 0.363%,表明绍兴市高中生近视率下降趋势不稳定,有潜在的上升倾向,且绍兴市高中生近视率仍然未达到预期指标,未达到近视防控标准,近视率总体处在较高水平,近视防控体医融合治理有所成效,但收效甚微,还需持续加大治理力度。

4.1.2.4 绍兴市青少年近视防控意识分析

通过问卷调查,获取绍兴市第五医院眼科中心 2022 年针对就诊青少年开展的近视防控认知现状调查结果,其中对近视防控概念表示知晓的青少年有 450 人,占比 94.53%;对近视防控概念表示不知晓的青少年有 26 人,占比 5.46%。针对具体近视防控知识知晓情况的统计见图4-4。

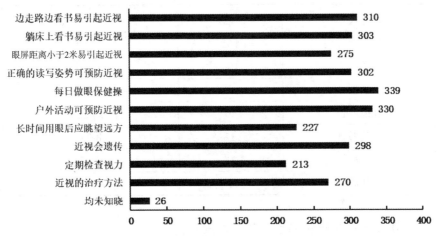

图 4-4 绍兴市青少年近视防控知识知晓情况图

绍兴市青少年近视防控知识知晓调查结果显示,大部分青少年对近视防控概念表示知晓,但具体近视防控知识的平均知晓率仅为 63.55%,提示青少年对预防近视相关知识的认知缺乏,亟待提升。其中,定期检查视力的知晓率(47.33%)为各项最低,反映青少年对视力健康的重视度不够,亟待加强。青少年近视防控意识的缺乏,与学校和家庭有着密不可分的关系。青少年近视防控是一项系统性工程,学校应加强青少年眼保健相关知识的教育,家庭应努力营造良好的户外活动与体育锻炼氛围,让学生在全社会的共同努力下,增强个人近视防控意识。

青少年近视防控相关知识获取的途径较多,其中医疗卫生部门、家庭、学校的占比较高,分别为36.67%、23.56%、14.89%,见表4-8。表明近视防控相关知识的传播途径中,医院、家庭和学校是青少年更能接受的宣传场所,医疗卫生部门对青少年近视防控知识宣讲以及学校健康教育课程中眼保健相关知识的教学可以增强青少年近视防控的相关意识,家长对青少年进行近视防控知识普及并主动承担起保护孩子视力健康的责任,可以从多角度增强青少年的近视防控意识。

表 4-8 绍兴市青少年近视防控相关知识获取途径表

获取途径	人数	占比(%)
医疗卫生部门	165	36.67
家庭	106	23.56
学校	67	14.89
电视广告	46	10.22
相关书籍	37	8.22
社区宣传	21	4.67
其他	8	1.78

4.1.3 杭州市近视防控措施及成果分析

4.1.3.1 杭州市近视防控政策梳理

如表4-9所示,2019年至2022年,杭州市政府陆续出台《杭州市建设"全国儿童青少年视力健康管理先行示范区"工作方案》《杭州市儿童青少年近视防控计划》等相关文件,文件要求医疗卫生部门应积极加强与各级社会组织、学校等单位的合作,共同宣教青少年近视防控相关知识,在现有的青少年近视率基础上,实现稳中有降。杭州市教育局响应浙江省教育局的近视防控要求启动"明眸皓齿"工程,创建第一批全国儿童青少年近视综合防控改革试验区及视力健康管理先行示范区。将青少年近视防控工作细则化,设置"明眸皓齿"工作责任制,由政府发布工作内容,医院、学校以及家庭等落实具体工作,实行月度、年度考核机制。杭州市体育局进一步落实"阳光体育"计划,严格遵循国家体育与健康课程标准,确保每周三次体育课以及中小学生足量的体育活动时间。杭州市医疗卫生部门实行儿童青少年视觉健康呵护行动干预以及杭州市儿童青少年视力健康安全普及行动计划,将近视防控与近视筛查落实到户,确保每个青少年都能有机会接受近视的医学检查,进一步落实青少年近视防控体医融合治理工作。

表4-9 杭州市2019—2022年近视防控相关政策一览表

发布单位	发布时间	相关政策	具体举措
杭州市政府	2019	《杭州市建设"全国儿童青少年视力健康管理先行示范区"工作方案》	推进青少年视力健康普查计划
	2019	《杭州市儿童青少年近视防控计划》	青少年视力普查与视力筛查并行,建立青少年个人专属的视力健康数字档案
杭州市教育局	2020	《杭州市儿童青少年"明眸皓齿"工程实施方案》	营造社会范围内积极向上的户外活动与体育锻炼氛围,鼓励运动打卡以及体育锻炼打卡
	2020	《杭州市儿童青少年近视综合防控改革试验区工作方案》	及时掌握青少年的近视率情况和视力健康状况以及验光度数
	2020	《杭州市儿童青少年视力健康管理先行示范区工作方案》	坚持视觉照明符合国家卫生标准等一系列护眼措施
杭州市体育局	2020	《杭州市"阳光体育"学校实施工作方案》	严格落实国家体育与健康课程标准
	2021	《杭州市中小学体育健康教育指导纲要》(修订版)	确保中小学生在校时每天有1小时以上的体育活动时间
杭州市医疗卫生部门	2021	《杭州市儿童青少年视觉健康呵护行动计划》	县级及以上综合医院普遍开展眼科医疗服务,认真落实《杭州市儿童青少年近视防控计划》等诊疗规范
	2021	《杭州市儿童青少年视力健康安全普及行动计划》	积极宣传推广预防儿童青少年近视的视力健康科普知识,借助数据跟踪等手段开展视力健康指导和服务

数据来源:对杭州市政府网站2019—2022年政策文本整理所得。

总体来说,上述政策文件的实施,使青少年近视防控工作开始真正落实到实际治理中去,改变了原先近视防控只局限在眼科门诊医学宣教的尴尬处境,充分调动起社会各界的力量,增强了多元主体参与近视防控的能动性与创造力。①

4.1.3.2 杭州市近视防控具体措施

表4-10　杭州市2022年医院及中小学近视防控措施一览表

实施单位	具体内容
杭州市中小学	①电子产品教学时间≤总教学时间的30%;②优先布置纸质作业,尽量不布置线上作业;③引导户外活动每天1~2小时;④举行近视防控家长会;⑤推出青少年阳光体育计划;⑥教师对于青少年的视力健康情况承担随时记录报备责任
杭州市医院	①每学期不少于1次视力普查;②近视儿童青少年落实后期跟踪随访;③视觉异常者至眼科医院就诊;④儿童青少年视力筛查全覆盖;⑤医院建立视力健康数字档案;⑥开通近视防控服务热线;⑦儿童青少年视力健康档案实行三甲医院统计收录

数据来源:对杭州市中小学、杭州市医疗卫生网站2019—2022年计划公示整理所得。

杭州市明确中小学线下教学使用电子产品教学时间不得超过总教学时间的30%,谨慎开展线上课程学习,尽量不布置线上作业,原则上采用纸质作业。引导青少年进行户外活动,每天1~2小时,督促其养成良好的用眼习惯。如杭州市西湖区实验小学定期举行以近视防控为主题的家长会,强调青少年每天需进行1~2小时的户外活动,并且要养成近距离用眼1小时与远眺10分钟相结合的良好用眼习惯以及良好的书写习惯。②杭州市中小学整体上鼓励青少年积极参加体育锻炼,增强近视防控意识和能力。杭州市医院均落实儿童青少年视觉健康呵护行动干预与儿童青少年视力健康安全普及行动计划,具体方式主要是建立视力健康数字档案以及全方位覆盖视力筛查。③以浙江省眼科医院为例,

---

① 石一宁,方严.中国儿童青少年近视防控流程的建议——近视防控共识(讨论稿)[J].临床眼科杂志,2014,22(1):94,25.
② 庞亚铮,王凯,黄田,等.眼保健操干预儿童青少年近视的有效性及安全性的研究进展[J].中国中医眼科杂志,2022,32(10).
③ 叶慧.呵护好孩子的"明眸亮眼"[J].今日浙江,2021(7):52-53.

52

该院自 2019 年落实《浙江省青少年近视防治计划》以来,已完成对杭州市内中小学为期 3 年的"视力定期筛查",为视力异常儿童青少年建立视力数字档案,定期观测该类人群的视力发展状况。[①]

4.1.3.3 杭州市青少年近视防控现状分析

表 4-11 中的相关数据表明,杭州市青少年近视率已连续三年逐步下降。截至 2022 年,小学生的近视率为 38.13%,略高于预定目标(38%),自 2019 年以来,整体呈现下降趋势,每年分别下降 0.72%、0.82% 和 0.59%,下降幅度逐渐增加,这得益于杭州市实行的近视防控相关措施。自杭州市颁布近视防控相关文件以来,医疗卫生部门定期在各小学开展近视筛查,对于有近视倾向的学生进行屈光度记录以及医院二次检查通知,全方位落实近视精准防控。初中生的近视率为 72.68%,高于预定目标(70%),自 2019 年以来,每年近视率均有所下降,分别为 0.18%、0.29% 和 0.15%,但整体下降幅度不大,因此,尚未达到预期的目标,这与杭州市初中生面临繁重的课业压力有关,即近视防控体医融合治理有所成效,但碍于初升高的中考压力,初中生整体近视率下降幅度仍偏小。高中生的近视率为 83.52%,高于预定目标(80%),自 2019 年以来,每年分别下降 0.22%、0.67% 和 0.22%,整体下降幅度偏小,高中生作为面临高考的特殊群体,即便杭州市定期对高中生开展近视宣讲与防控治疗,但高考的巨大压力使其学习时间始终维持在较长时间,长时间近距离用眼是导致近视的第一大诱因,因此,高中生的近视率尚未达到预期目标。

表 4-11　杭州市 2019—2022 年青少年近视率一览表

年级	年份	近视率(%)	与上一年相比变化率(%)	预定目标(%)
小学生	2019	40.31	—	38
	2020	39.54	−0.72	38
	2021	38.72	−0.82	38
	2022	38.13	−0.59	38

---

① 柴广翰.给孩子们一个光明的未来——教育部等十五部门 2021 年扎实推进综合防控儿童青少年近视工作 [J].健康中国观察,2022(04):48-53.

续表

年级	年份	近视率(%)	与上一年相比变化率(%)	预定目标(%)
初中生	2019	73.30	—	70
	2020	73.12	-0.18	70
	2021	72.83	-0.29	70
	2022	72.68	-0.15	70
高中生	2019	84.63	—	80
	2020	84.41	-0.22	80
	2021	83.74	-0.67	80
	2022	83.52	-0.22	80

数据来源：国家卫健委公布数据。

结合表 4-11 制成青少年近视率趋势线斜率变化图(图 4-5),该图反映 2019—2022 年杭州市青少年近视率趋势变化情况。横坐标代表时间,纵坐标代表趋势线斜率。图中三条折线分别代表浙江省杭州市小学生、初中生以及高中生的近视率趋势线斜率变化情况。

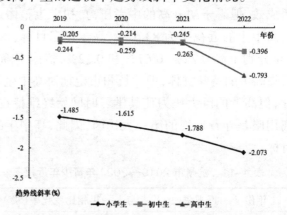

图 4-5 杭州市 2019—2022 年青少年近视率趋势线斜率变化图

注：①数据来源：国家卫健委公布数据；

②折线趋势线斜率计算方法 $S = \dfrac{\left[\frac{(P_2 - P_1)}{P_1}\right] \times 100\%}{T_2 - T_1}$, S 代表折线趋势线斜率, P_1 代表初始值, P_2 代表终末值, T_1 代表初始时间, T_2 代表终末时间。当斜率值为负,表征近视率下降,斜率值越大,表征下降速度越快,反之亦然。[①]

---

① 陈永明 .d_c 指数正常趋势线分析 [J].石油钻采工艺,1995(01):26-30, 100.

　　结合折线图,菱形折线代表小学生近视率趋势线斜率,方形折线代表初中生近视率趋势线斜率,三角形折线代表高中生近视率趋势线斜率。对三条折线的数据进行分析可知,菱形折线由 –1.485% 降至 –2.073%,近视率趋势线斜率累计下降 0.588%,表明杭州市小学生近视率下降趋势逐年递增,且杭州市小学生近视率于 2022 年最为接近基准线,基本达到近视防控标准,说明杭州市针对小学生的近视防控体医融合治理工作进展比较顺利。方形折线由 –0.205% 降至 –0.396%,近视率趋势线斜率累计下降 0.191%,表明杭州市初中生近视率下降趋势已呈现,但是初中生近视率尚未降至基准线以下,未达到近视防控标准,说明杭州市初中生近视率在近视防控体医融合治理下有所缓解,可由于治理不充分以及中考压力等因素,使得尚未达成预期目标。三角形折线由 –0.244% 降至 –0.793%,近视率趋势线斜率累计下降0.549%,表明杭州市高中生近视率下降趋势略微呈现,但是高中生近视率尚未降至基准线以下,表明杭州市高中生近视率仍然处在较高水平,近视防控体医融合治理有所成效,但收效甚微,还需进一步加大治理力度。

4.1.3.4 杭州市青少年近视防控意识分析

　　通过问卷调查,获取浙江省眼科医院 2022 年针对就诊青少年开展的近视防控认知现状调查结果,其中,对近视防控概念表示知晓的青少年有 420 人,占比 96.55%;对近视防控概念表示不知晓的青少年有 15 人,占比 3.45%。针对具体近视防控知识知晓情况的统计见图 4-6。

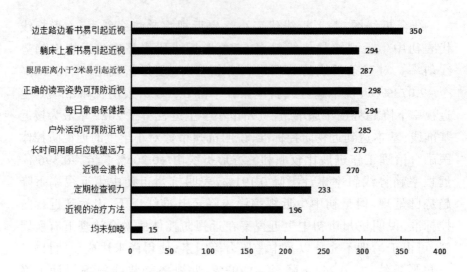

图 4-6　杭州市青少年近视防控知识知晓情况图

　　青少年近视防控相关知识获取的途径较多,其中医疗卫生部门、家庭、学校的占比较高,分别为 31.19%、23.57%、15.95%,见表 4-12。

表 4-12　杭州市青少年近视防控相关知识获取途径表

获取途径	人数	占比（%）
医疗卫生部门	131	31.19
家庭	99	23.57
学校	66	15.95
电视广告	47	11.90
相关书籍	41	9.76
社区宣传	22	5.24
其他	14	3.33

　　杭州市青少年近视防控认知现状调查结果显示,大部分青少年对近视防控知识表示知晓,但青少年对近视防控相关知识的认知仍有不足,有待进一步提升。而从青少年近视防控相关知识获取途径可知,医疗卫生部门、家庭、学校是青少年获取近视防控相关知识的主要途径,占比分别为 31.19%、23.57% 以及 15.95%,提示在传播近视防控相关知识时,应充分考虑青少年更能接受的宣传途径,重视医疗卫生部门对青少年近视防控知识的宣教以及学校健康教育课程中眼保健知识的教学,同时增

强对近视防控相关知识的宣讲,让家长意识到近视防控的重要性,并主动承担起保护孩子视力健康的责任,以此从多角度增强青少年的近视防控意识。

4.1.4 宁波市近视防控措施及成果分析

4.1.4.1 宁波市近视防控政策梳理

如表 4-13 所示,2019 年至 2022 年,宁波市政府陆续出台《宁波市建设"全国儿童青少年视力健康管理先行示范区"工作方案》《宁波市青少年近视防控计划》等相关文件,文件要求医疗卫生部门应主动加强与政府部门、体育部门、学校、家庭、社区等的合作,共同宣教青少年近视防控相关知识,在现有的青少年近视率基础上实现稳中有降。宁波市教育局响应浙江省政府的要求启动"明眸皓齿"工程,创建第一批全国儿童青少年近视综合防控改革试验区及视力健康管理先行示范区。将青少年近视防控工作细则化,设置"明眸皓齿"工作责任制,由政府发布工作内容,医院、学校以及家庭等落实具体工作,实行月度、年度考核机制。宁波市体育局进一步落实"阳光体育"计划,严格遵循国家体育与健康课程标准,确保每周三次体育课以及中小学生足量的体育活动时间。宁波市医疗卫生部门落实《宁波市青少年视力健康干预行动计划》以及《宁波市青少年近视防控指南》,将近视防控与近视筛查落实到户,确保每个青少年都能有机会接受近视的医学检查,进一步落实青少年近视防控体医融合治理。

表 4-13　宁波市 2019—2022 年近视防控相关政策一览表

发布单位	发布时间	相关政策	具体举措
宁波市政府	2019	《宁波市建设"全国儿童青少年视力健康管理先行示范区"工作方案》	加快发展基层医疗服务机构"智慧眼科"项目,为高度近视学生免费提供一年两次的眼底筛查和建档服务
	2021	《宁波市青少年近视防控计划》	落实学校主体责任,依法依规配齐配足学校卫生专业技术人员

发布单位	发布时间	相关政策	具体举措
宁波市教育局	2020	《宁波市儿童青少年"明眸皓齿"工程实施方案》	规范诊断治疗。县级及以上综合医院普遍开展眼科医疗服务,认真落实诊疗规范,不断提高眼健康服务能力
	2020	《宁波市儿童青少年近视综合防控改革试验区工作方案》	强化健康意识。每个青少年都要强化每个人是自身健康的第一责任人意识,主动学习掌握科学用眼护眼等健康知识
	2020	《宁波市儿童青少年视力健康管理先行示范区工作方案》	培养优秀视力健康专业人才,在有条件的社区设立防控站点。加强基层眼科医师、眼保健医生、儿童保健医生培训,加强视光师培养
宁波市体育局	2020	《宁波市"阳光体育"学校实施工作方案》	严格落实国家体育与健康课程标准
	2021	《宁波市中小学体育健康教育指导纲要》(修订版)	确保中小学生在校时每天有1小时以上的体育活动时间
宁波市医疗卫生部门	2021	《宁波市青少年视力健康干预行动计划》	实施视力健康环境优化行动计划,深入推进中小学教室灯光改造工程
	2021	《宁波市青少年近视防控指南》	积极宣传推广预防儿童青少年近视的视力健康科普知识,合理适宜开展视力健康指导和服务

数据来源:对宁波市政府网站 2019—2022 年政策文本整理所得。

总体来说,上述政策文件的实施,使青少年近视防控工作变得更加有保障,改变了原先近视防控任务过度积压于眼科门诊等医疗卫生部门的状况,充分调动起社会各界的力量,增强了多元主体参与近视防控的能动性与创造力。①

---

① 石一宁,方严.中国儿童青少年近视防控流程的建议——近视防控共识(讨论稿)[J].临床眼科杂志,2014,22(1):25,94.

4.1.4.2 宁波市近视防控具体措施

表4-14 宁波市2022年医院及中小学近视防控措施一览表

实施单位	具体内容
宁波市中小学	①电子产品教学时间≤总教学时间的30%；②优先布置纸质作业，尽量不布置线上作业；③引导户外活动每天1~2小时；④举行近视防控家长会；⑤推出青少年阳光体育计划；⑥根据儿童青少年视觉症状，进行科学验光及相关检查，明确诊断，按照诊疗规范进行矫治
宁波市医院	①每学期不少于1次视力普查；②近视儿童青少年落实后期跟踪随访；③儿童青少年视力筛查全覆盖；④医院建立视力健康数字档案；⑤开通近视防控服务热线；⑥发展"智慧眼科"项目；⑦积极支持相关医疗卫生机构开展儿童青少年近视综合防控工作；⑧加强基层眼科医师、眼保健医生、儿童保健医生培训，提高视力筛查、常见眼病诊治和急诊处置能力；⑨从视觉健康教育入手，以公共卫生服务为抓手，发动儿童青少年和家长自主健康行动

数据来源：对宁波市中小学、宁波市医疗卫生网站2019—2022年计划公示整理所得。

宁波市根据浙江省政府文件规定中小学线下教学使用电子产品教学时间不得超过总教学时间的30%，谨慎开展线上课程学习，尽量不布置线上作业，原则上采用纸质作业。引导青少年进行户外活动，每天1~2小时，督促其养成良好的用眼习惯。如宁波市鄞州区实验小学定期举行以近视防控为主题的家长会，强调青少年每天需进行1~2小时的户外活动，并且要养成近距离用眼1小时与远眺10分钟相结合的良好用眼习惯。[①] 宁波市中小学整体上鼓励青少年积极参加体育锻炼，增强近视防控意识和能力。宁波市医院均落实《宁波市青少年视力健康干预行动计划》与《宁波市青少年近视防控指南》，具体方式主要是建立视力健康数字档案以及全方位覆盖视力筛查[②]。以宁波鄞州人民医院为例，该院自2019年落实《浙江省青少年近视防治计划》以来，已完成对宁波市内中小学为期3年的"视力定期筛查"，为视力异常儿童青少年

---

① 黄鹤.儿童青少年近视防控政策的研究——基于理性选择制度主义分析框架
[J].新课程导学,2022,559（19）:22-25.
② 叶慧.呵护好孩子的"明眸亮眼"[J].今日浙江,2021（7）:52-53.

建立视力数字档案,定期观测该类人群的视力发展状况。[①]

4.1.4.3 宁波市青少年近视防控现状分析

表4-15中的相关数据表明,宁波市青少年近视率已连续三年逐步下降。截至2022年,小学生的近视率为38.23%,略高于预定目标(38%)。自2019年以来,整体呈现下降趋势,每年分别下降0.63%、0.21%和0.69%,下降幅度逐渐增加,这得益于宁波市实行的近视防控相关措施。自宁波市颁布近视防控相关文件以来,医疗卫生部门定期在各小学开展近视筛查,对于有近视倾向的学生进行屈光度记录以及医院二次检查通知,全方位落实近视精准防控。初中生的近视率为71.49%,高于预定目标(70%),自2019年以来,每年近视率均有所下降,分别为0.51%、0.64%和0.38%,但整体下降幅度不大,因此,尚未达到预期的目标,这与宁波市初中生面临繁重的课业压力有关,即近视防控体医融合治理有所成效,但碍于初升高的中考压力,致使初中生整体近视率下降幅度仍偏小。高中生的近视率为82.97%,高于预定目标(80%),自2019年以来,每年分别下降0.15%、0.05%和0.10%,整体下降幅度偏小,高中生作为面临高考的特殊群体,即便宁波市定期对高中生开展近视宣讲与防控治疗,但高考的巨大压力使其学习时间始终维持在较长时间,长时间近距离用眼是导致近视的第一大诱因,因此,高中生的近视率尚未达到预期目标。

表4-15 宁波市2019—2022年青少年近视率一览表

年级	年份	近视率(%)	与上一年相比变化率(%)	预定目标(%)
小学生	2019	39.76	—	38
	2020	39.13	−0.63	38
	2021	38.92	−0.21	38
	2022	38.23	−0.69	38

---

① 柴广翰.给孩子们一个光明的未来——教育部等十五部门2021年扎实推进综合防控儿童青少年近视工作[J].健康中国观察,2022(04):48-53.

续表

年级	年份	近视率(%)	与上一年相比变化率(%)	预定目标(%)
初中生	2019	72.66	—	70
	2020	72.15	−0.51	70
	2021	71.87	−0.64	70
	2022	71.49	−0.38	70
高中生	2019	83.27	—	80
	2020	83.12	−0.15	80
	2021	83.07	−0.05	80
	2022	82.97	−0.10	80

数据来源：国家卫健委公布数据。

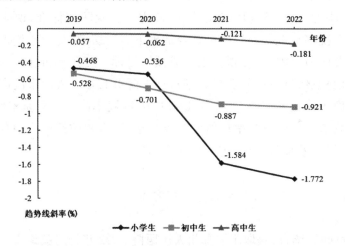

图 4-7　宁波市 2019—2022 年青少年近视率趋势线斜率变化图

注：①数据来源：国家卫健委公布数据；

②折线趋势线斜率计算方法 $S = \dfrac{\left[\frac{(P_2 - P_1)}{P_1}\right] \times 100\%}{T_2 - T_1}$，$S$ 代表折线趋势线斜率，P_1 代表初始值，P_2 代表终末值，T_1 代表初始时间，T_2 代表终末时间。当斜率值为负，表征近视率下降，斜率值越大，表征下降速度越快，反之亦然。[①]

---

① 陈永明 .d_c 指数正常趋势线分析 [J]. 石油钻采工艺,1995（01）:26-30, 100.

结合表 4-15 制成青少年近视率趋势线斜率变化图(图 4-7),该图反映 2019—2022 年宁波市青少年近视率趋势变化情况。横坐标代表时间,纵坐标代表趋势线斜率。图中三条折线分别代表浙江省宁波市小学生、初中生以及高中生的近视率趋势线斜率变化情况。

结合折线图,菱形折线代表小学生近视率趋势线斜率,方形折线代表初中生近视率趋势线斜率,三角形折线代表高中生近视率趋势线斜率。对三条折线的数据进行分析可知,菱形折线由 -0.468% 降至 -1.772%,近视率趋势线斜率累计下降 1.304%,表明宁波市小学生近视率下降趋势逐年递增,且宁波市小学生近视率于 2022 年最为接近基准线,基本达到近视防控标准,说明宁波市针对小学生的近视防控体医融合治理工作进展比较顺利。方形折线由 -0.528% 降至 -0.921%,近视率趋势线斜率累计下降 0.393%,表明宁波市初中生近视率下降趋势已呈现,但是尚未降至基准线以下,未达到近视防控标准,说明宁波市初中生近视率在近视防控体医融合治理下有所缓解,可由于治理不充分以及中考压力等因素,使得尚未达成预期目标。三角形折线由 -0.057% 降至 -0.181%,近视率趋势线斜率累计下降 0.124%,表明宁波市高中生的近视率下降趋势略微呈现,但是高中生近视率尚未降至基准线以下,表明宁波市高中生近视率仍然处在较高水平,近视防控体医融合治理有所成效,但收效甚微,还需进一步加大治理力度。

4.1.4.4 宁波市青少年近视防控意识分析

通过问卷调查,获取宁波鄞州人民医院 2022 年针对就诊青少年开展的近视防控认知现状调查结果,其中,对近视防控概念表示知晓的青少年有 390 人,占比 97.01%;对近视防控概念表示不知晓的青少年有 12 人,占比 2.99%。针对具体近视防控知识知晓情况的统计见图 4-8。

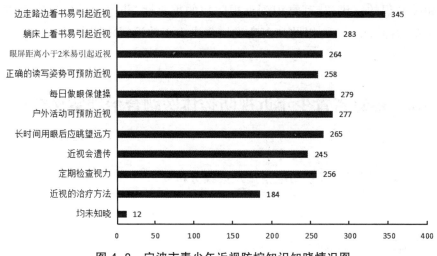

图 4-8　宁波市青少年近视防控知识知晓情况图

　　青少年近视防控相关知识获取的途径较多,其中医疗卫生部门、家庭、学校的占比较高,分别为 26.92%、24.10%、18.71%,见表 4-16。

表 4-16　宁波市青少年近视防控相关知识获取途径表

获取途径	人数	占比(%)
医疗卫生部门	105	26.92
家庭	94	24.10
学校	73	18.72
电视广告	67	17.18
相关书籍	34	8.72
社区宣传	11	2.82
其他	6	1.54

　　宁波市青少年近视防控认知现状调查结果显示,大部分青少年对近视防控知识表示知晓,但具体近视防控知识的平均知晓率仅为 68.50%,提示青少年对近视防控相关知识的认知仍有不足,有待进一步提升。而从青少年近视防控相关知识获取途径可知,医疗卫生部门、家庭、学校是青少年获取近视防控相关知识的主要途径,占比分别为 26.92%、24.10% 以及 18.72%,提示在传播近视防控相关知识时,应充分考虑青少年更能接受的宣传途径,重视医疗卫生部门对青少年近视防控知识的宣教以及学校健康教育课程中眼保健知识的教学,同时增强对近视防控

相关知识的宣讲,让其意识到近视防控的重要性,并主动承担起保护孩子视力健康的责任,以此从多角度增强青少年的近视防控意识。

4.2 福建省青少年近视防控体医融合治理案例分析

4.2.1 福州市近视防控措施及成果分析

4.2.1.1 福州市近视防控政策梳理

如表4-17所示,2019年至2022年,福州市政府陆续出台《福州市建设"全国儿童青少年视力健康管理先行示范区"工作方案》《福州市儿童青少年近视防控关爱计划》等相关文件,文件要求医疗卫生部门应积极加强与学校、家庭以及体育部门等的合作,共同宣教青少年近视防控相关知识,在现有的青少年近视率基础上实现稳中有降。福州市教育局响应国家号召启动"点亮睛彩"工程,创建第一批全国儿童青少年近视综合防控改革试验区及视力健康管理先行示范区。将青少年近视防控工作细则化,设置"点亮睛彩"工作责任制,由政府发布工作内容,医院、学校以及家庭等落实具体工作,实行月度、年度考核机制。福州市体育局进一步落实"阳光体育"计划,严格遵循国家体育与健康课程标准,确保每周三次体育课以及中小学生足量的体育活动时间。福州市医疗卫生部门实行学生视力普查干预以及视力健康惠民便民行动计划,将近视防控与近视筛查落实到户,确保每个青少年都能有机会接受近视的医学检查,进一步落实青少年近视防控体医融合治理。

表4-17 福州市2019—2022年近视防控相关政策一览表

发布单位	发布时间	相关政策	具体举措
福州市政府	2019	《福州市建设"全国儿童青少年视力健康管理先行示范区"工作方案》	因地制宜推进儿童青少年视力健康知识教育
	2021	《福州市儿童青少年近视防控关爱计划》	实施青少年视力筛查全覆盖,建立动态、共享的视力健康数字档案并实时上报

续表

发布单位	发布时间	相关政策	具体举措
福州市 教育局	2020	《福州市儿童青少年"点亮睛彩"工程实施方案》	减轻学生学业负担。严格依据国家课程方案和课程标准组织安排教学活动,严格按照"零起点"正常教学,注重提高课堂教学效益
	2020	《福州市儿童青少年近视综合防控改革试验区工作方案》	掌握孩子的眼睛发育和视力健康状况
	2020	《福州市儿童青少年视力健康管理先行示范区工作方案》	中小学校要严格组织全体学生每天上下午各做 1 次眼保健操,认真执行眼保健操流程,做眼保健操之前提醒学生注意保持手部清洁卫生
福州市 体育局	2020	《福州市"阳光体育"学校实施工作方案》	严格落实国家体育与健康课程标准
	2021	《福州市中小学体育健康教育指导纲要》(修订版)	确保中小学生在校时每天有 1 小时以上的体育活动时间
福州市医疗 卫生部门	2021	《福州市青少年视力筛查计划》	主动进学校、进社区、进家庭,积极宣传推广预防儿童青少年近视的视力健康科普知识
	2022	《福州市青少年视觉健康守护行动计划》	积极宣传推广预防儿童青少年近视的视力健康科普知识,从健康教育入手,以公共卫生服务为抓手,发动儿童青少年和家长自主健康行动

数据来源:对福州市政府网站 2019—2022 年政策文本整理所得。

总体来说,上述政策文件的实施,使青少年近视防控工作在福建省进行了有效开展,改变了原先近视防控只归责于眼科门诊医学宣教的模式和格局,充分调动起社会各界的力量,增强了多元主体参与近视防控的能动性与创造力。[1]

---

[1] 石一宁,方严.中国儿童青少年近视防控流程的建议——近视防控共识(讨论稿)[J].临床眼科杂志,2014,22(1):25,94.

4.2.1.2 福州市近视防控具体措施

表4-18　福州市2022年医院及中小学近视防控措施一览表

实施单位	具体内容
福州市中小学	①电子产品教学时间≤总教学时间的30%；②优先布置纸质作业,尽量不布置线上作业；③引导户外活动每天1~2小时；④举行近视防控家长会；⑤推出青少年阳光体育计划
福州市医院	①每学期不少于1次视力普查；②近视儿童青少年落实后期跟踪随访；③开通青少年近视防控服务热线；④儿童青少年视力筛查全覆盖；⑤医院建立视力健康数字档案

数据来源:对福州市中小学、福州市医疗卫生网站2019—2022年计划公示整理所得。

福州市明确规定中小学线下教学谨慎使用电子产品教学时间,谨慎开展线上课程学习,尽量不布置线上作业,尽量在各学科的教学过程中布置纸质作业。引导青少年积极进行户外活动,每天1~2小时,督促其养成良好的用眼习惯。如福州市鼓楼区实验小学定期举行以近视防控为主题的家长会,强调儿童青少年每天需进行1~2小时的户外活动,并且要养成近距离用眼1小时与远眺10分钟相结合的良好用眼习惯,[1]避免部分青少年出现长时间近距离用眼的情况。福州市中小学整体上鼓励儿童青少年积极参加体育锻炼,增强近视防控意识和能力。福州市医院均落实《福州市青少年视力筛查计划》与《福州市青少年视觉健康守护行动计划》,具体方式主要是建立视力健康数字档案以及全方位覆盖视力筛查。[2]以福建医科大学附属第一医院为例,该院自2019年落实《福州市儿童青少年近视防控关爱计划》以来,已完成对福州市内中小学为期3年的"视力定期筛查",为视力异常儿童青少年建立视力数字档案,定期观测该类人群的视力发展状况。[3]

---

[1]　本刊编辑部.聚焦近视防控,我们都在关注什么?——中国眼视光行业近视防控面面观[J].中国眼镜科技杂志,2022,357(11):14-29.

[2]　叶慧.呵护好孩子的"明眸亮眼"[J].今日浙江,2021(7):52-53.

[3]　柴广翰.给孩子们一个光明的未来——教育部等十五部门2021年扎实推进综合防控儿童青少年近视工作[J].健康中国观察,2022(04):48-53.

4.2.1.3 福州市青少年近视防控现状分析

表 4-19　福州市 2019—2022 年青少年近视率一览表

年级	年份	近视率（%）	与上一年相比变化率（%）	预定目标（%）
小学生	2019	39.50	—	38
	2020	39.23	-0.27	38
	2021	38.82	-0.41	38
	2022	37.79	-1.03	38
初中生	2019	73.44	—	70
	2020	73.17	-0.27	70
	2021	72.82	-0.35	70
	2022	72.18	-0.64	70
高中生	2019	83.33	—	80
	2020	83.01	-0.32	80
	2021	82.95	-0.06	80
	2022	82.62	-0.33	80

数据来源：国家卫健委公布数据。

　　表 4-19 中的相关数据表明，福州市青少年近视率已连续三年逐步下降。截至 2022 年，小学生的近视率为 37.79%，低于预定目标（38%），自 2019 年以来，整体呈现下降趋势，每年分别下降 0.27%、0.41% 和 1.03%，下降幅度逐渐增加，这得益于福州市实行的青少年近视防控相关措施。自福州市颁布近视防控相关文件以来，医疗卫生部门定期在各小学开展近视筛查，对于有近视倾向的学生进行屈光度记录以及医院二次检查通知，全方位落实近视精准防控。初中生的近视率为 72.18%，高于预定目标（70%），自 2019 年以来，每年近视率均有所下降，分别为 0.27%、0.35% 和 0.64%，但整体下降幅度不大，因此，尚未达到预期的目标，这与福州市初中生面临繁重的课业压力有关，即近视防控体医融合治理有所成效，但碍于初升高的中考压力，初中生整体近视率下降幅度仍偏小。高中生的近视率为 82.62%，高于预定目标（80%），自 2019 年以来，每年分别下降 0.32%、0.06% 和 0.33%，整体下降幅度偏小，高中

生作为面临高考的特殊群体,即便福州市定期对高中生开展近视宣讲与防控治疗,但高考的巨大压力使其学习时间始终维持在较长时间,长时间近距离用眼是导致近视的第一大诱因,因此,高中生的近视率尚未达到预期目标。

结合表4-19制成青少年近视率趋势线斜率变化图(图4-9),该图反映2019—2022年福州市青少年近视率趋势变化情况。横坐标代表时间,纵坐标代表趋势线斜率。图中三条折线分别代表福建省福州市小学生、初中生以及高中生的近视率趋势线斜率变化情况。

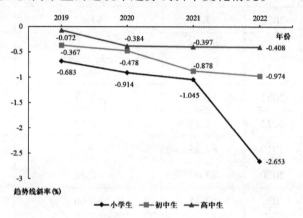

图4-9 福州市2019—2022年青少年近视率趋势线斜率变化图

注:①数据来源:国家卫健委公布数据;

②折线趋势线斜率计算方法 $S = \dfrac{\frac{(P_2 - P_1)}{P_1} \times 100\%}{T_2 - T_1}$,S 代表折线趋势线斜率,P_1 代表初始值,P_2 代表终末值,T_1 代表初始时间,T_2 代表终末时间。当斜率值为负,表征近视率下降,斜率值越大,表征下降速度越快,反之亦然。[1]

结合折线图,菱形折线代表小学生近视率趋势线斜率,方形折线代表初中生近视率趋势线斜率,三角形折线代表高中生近视率趋势线斜率。对三条折线的数据进行分析可知,菱形折线由 -0.683% 降至 -2.653%,近视率趋势线斜率累计下降1.970%,表明福州市小学生近视率下降趋势逐年递增,且福州市小学生近视率于2022年降至基准线以下,达到近视防控标准,说明福州市针对小学生近视防控体医融合治理工作进展比较顺利。方形折线由 -0.367% 降至 -0.974%,近视率

---

① 陈永明.d_c指数正常趋势线分析[J].石油钻采工艺,1995(01):26-30,100.

趋势线斜率累计下降 0.607%，表明福州市初中生近视率下降趋势已呈现，但是尚未降至基准线以下，未达到近视防控标准，说明福州市初中生近视率在近视防控体医融合治理下有所缓解，可由于治理不充分以及中考压力等因素，使得尚未达成预期目标。三角形折线由 −0.072% 降至 −0.408%，近视率趋势线斜率累计下降 0.336%，表明福州市高中生的近视率下降趋势略微呈现，但是尚未降至基准线以下，表明福州市高中生近视率仍然处在较高水平，近视防控体医融合治理有所成效，但收效甚微，还需进一步加大治理力度。

4.2.1.4 福州市青少年近视防控意识分析

通过问卷调查，获取福建医科大学附属第一医院 2022 年针对就诊青少年开展的近视防控认知现状调查结果，其中，对近视防控概念表示知晓的青少年有 430 人，占比 96.63%；对近视防控概念表示不知晓的青少年有 15 人，占比 3.37%。针对具体近视防控知识知晓情况的统计见图 4−10。

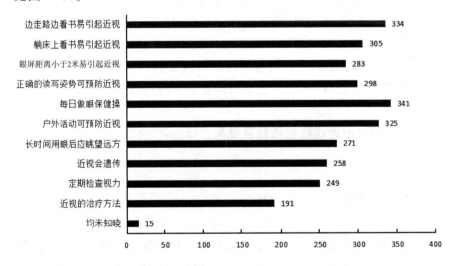

图 4−10　福州市青少年近视防控知识知晓情况图

青少年近视防控相关知识获取的途径较多，其中医疗卫生部门、家庭、学校的占比较高，分别为 29.30%、23.95%、19.07%，见表 4−20。

表 4-20　福州市青少年近视防控相关知识获取途径表

获取途径	人数	占比（%）
医疗卫生部门	126	29.30
家庭	103	23.95
学校	82	19.07
电视广告	62	14.42
相关书籍	27	6.28
社区宣传	26	6.05
其他	4	0.93

福州市青少年近视防控认知现状调查结果显示,大部分青少年对近视防控知识表示知晓,但具体近视防控知识的平均知晓率仅为61.75%,提示青少年对近视防控相关知识的认知仍有不足,有待进一步提升。而从青少年近视防控相关知识获得途径可知,医疗卫生部门、家庭、学校是青少年获取近视防控相关知识的主要途径,占比分别为29.30%、23.95%以及19.07%,提示在传播近视防控相关知识时,应充分考虑青少年更能接受的宣传途径,重视医疗卫生部门对青少年近视防控知识的宣教以及学校健康教育课程中眼保健知识的教学,同时增强对近视防控相关知识的宣讲,让其意识到近视防控的重要性,并主动承担起保护孩子视力健康的责任,以此从多角度增强青少年的近视防控意识。

4.2.2 宁德市近视防控措施及成果分析

4.2.2.1 宁德市近视防控政策梳理

如表4-21所示,2019年至2022年,宁德市政府陆续出台《宁德市建设"全国儿童青少年视力健康管理试验区"工作方案》《宁德市爱眼护眼近视防控实施方案》等相关文件,文件要求医疗卫生部门应积极加强与学校、家庭、社区等相关组织机构的合作,共同宣教青少年近视防控相关知识,在现有的青少年近视率基础上实现稳中有降。宁德市教育局响应国家号召启动"明眸皓齿"工程,创建全国儿童青少年近视综合防控改革试验区及视力健康管理试验区。将青少年近视防控工作细则化,设置"明眸皓齿"工作责任制,由政府发布工作内容,医院、学校以及家庭等落实具体工作,实行月度、年度考核机制。宁德市体育局加强落实"阳光体育"计划,严格遵循国家体育与健康课程标准,确保每周三次体育课以及中小学生足量的体育活动时间。宁德市医疗卫生部门实行学生视力校医联合行动计划以及视力健康近视防控行动计划,将近视防控与近视筛查落实到户,确保每个青少年都能有机会接受近视的医学检查,进一步落实青少年近视防控体医融合治理。

表 4-21　宁德市 2019—2022 年近视防控相关政策一览表

发布单位	发布时间	相关政策	具体举措
宁德市政府	2019	《宁德市建设"全国儿童青少年视力健康管理试验区"工作方案》	强化健康意识。每个学生都要强化"每个人是自身健康的第一责任人"意识,主动学习掌握科学用眼护眼等健康知识
	2021	《宁德市爱眼护眼近视防控实施方案》	培养优秀的视力健康专业人才,在有条件的社区设立防控站点。加强基层眼科医师、眼保健医生、儿童保健医生培训,提高视力筛查、常见眼病诊治和急诊处置能力
宁德市教育局	2020	《宁德市儿童青少年"明眸皓齿"工程实施方案》	增加适合儿童青少年户外活动和体育锻炼的场地设施,持续推动各类公共体育设施向儿童青少年开放
	2020	《宁德市儿童青少年近视综合防控改革试验区工作方案》	掌握孩子的眼睛发育和视力健康状况
	2020	《宁德市儿童青少年视力健康管理先行示范区工作方案》	坚持眼保健操等一系列护眼措施
宁德市体育局	2020	《宁德市"阳光体育"学校实施工作方案》	严格落实国家体育与健康课程标准
	2021	《宁德市中小学体育健康教育指导纲要》(修订版)	确保中小学生在校时每天有1小时以上的体育活动时间

续表

发布单位	发布时间	相关政策	具体举措
宁德市医疗卫生部门	2019	《宁德市学生视力校医联合行动计划》	加快修订《医疗卫生工作条例》和《青少年视觉健康教育指导纲要》等。成立医疗卫生部门和高校合作的健康教育指导委员会
	2019	《宁德市视觉健康近视防控行动计划》	指导地方医疗卫生部门和学校科学开展儿童青少年近视防控和视力健康管理等学校卫生与健康教育工作,开展儿童青少年近视综合防控试点工作,强化示范引领

数据来源:对宁德市政府网站2019—2022年政策文本整理所得。

总体来说,上述政策文件的实施,使青少年近视防控工作开始落地生根,改变了原先近视防控不受其他各治理主体重视的尴尬处境,充分调动起社会各界的力量,增强了多元主体参与近视防控的能动性与创造力。[①]

4.2.2.2 宁德市近视防控具体措施

表4-22 宁德市2022年医院及中小学近视防控措施一览表

实施单位	具体内容
德市中小学	①电子产品教学时间≤总教学时间的30%;②优先布置纸质作业,尽量不布置线上作业;③引导户外活动每天1~2小时;④举行近视防控家长会;⑤推出青少年阳光体育计划
宁德市医院宁	①每学期不少于1次视力普查;②近视儿童青少年落实后期跟踪随访;③视觉异常者至眼科医院就诊;④儿童青少年视力筛查全覆盖;⑤医院建立视力健康数字档案;⑥开通近视防控服务热线;⑦发展"智慧眼科"项目;⑧开展医院与学校之间的青少年近视防控信息交互模式

数据来源:对宁德市中小学、宁德市医疗卫生网站2019—2022年计划公示整理所得。

宁德市明确规定中小学线下教学使用电子产品教学的时间不得超过总教学时间的1/3,无论何时均应谨慎开展线上课程学习,尽量不布

---

① 石一宁,方严.中国儿童青少年近视防控流程的建议——近视防控共识(讨论稿)[J].临床眼科杂志,2014,22(1):25,94.

置线上作业,原则上采用纸质作业。引导青少年进行户外锻炼和户外活动,每天 1~2 小时,督促其养成良好的用眼习惯。如宁德市实验小学定期举行以近视防控为主题的家长会,强调儿童青少年每天需进行 1~2 小时的户外活动,并且要养成近距离用眼 1 小时与远眺 10 分钟相结合的良好用眼习惯。[①]宁德市中小学整体上鼓励儿童青少年积极参加体育锻炼,增强近视防控意识和能力。宁德市医院均落实学生视力校医联合行动计划与视力健康近视防控行动计划,具体方式主要是建立视力健康数字档案以及全方位覆盖视力筛查。[②]以宁德市医院为例,该院自 2019 年落实《宁德市爱眼护眼近视防控实施方案》以来,已完成对宁德市内中小学为期 3 年的"视力定期筛查",为视力异常儿童青少年建立视力数字档案,定期观测该类人群的视力发展状况。[③]

4.2.2.3 宁德市青少年近视防控现状分析

表 4-23 中的相关数据表明,宁德市青少年近视率已连续三年逐步下降。截至 2022 年,小学生的近视率为 38.05%,仅略高于预定目标(38%),自 2019 年以来,整体呈现下降趋势,每年分别下降 0.29%、0.54% 和 0.38%,下降幅度逐渐增加,这得益于宁德市实行的青少年近视防控相关措施。自宁德市颁布近视防控相关文件以来,医疗卫生部门定期在各小学开展近视筛查,对于有近视倾向的学生进行屈光度记录以及医院二次检查通知,全方位落实近视精准防控。初中生的近视率为 70.68%,高于预定目标(70%),自 2019 年以来,每年近视率均有所下降,分别为 0.15%、0.27% 和 0.16%,但整体下降幅度不大,因此,尚未达到预期的目标,这与宁德市初中生面临繁重的课业压力有关,即近视防控体医融合治理有所成效,但碍于初升高的中考压力,初中生整体近视率下降幅度仍偏小。高中生的近视率为 82.05%,高于预定目标(80%),自 2019 年以来,每年分别下降 0.13%、0.08% 和 0.10%,整体下降幅度偏小,高中生作为面临高考的特殊群体,即便宁德市定期对高中生开展

① 李丰耀,周岚.青少年儿童家庭近视防控教育调查分析[J].玻璃搪瓷与眼镜,2022,50(07):24-28.
② 叶慧.呵护好孩子的"明眸亮眼"[J].今日浙江,2021(7):52-53.
③ 柴广翰.给孩子们一个光明的未来——教育部等十五部门 2021 年扎实推进综合防控儿童青少年近视工作[J].健康中国观察,2022(04):48-53.

近视宣讲与防控治疗,但高考的巨大压力使其学习时间始终维持在较长时间,长时间近距离用眼是导致近视的第一大诱因,因此,高中生的近视率尚未达到预期目标。

表 4-23　宁德市 2019—2022 年青少年近视率一览表

年级	年份	近视率(%)	与上一年相比变化率(%)	预定目标(%)
小学生	2019	39.26	—	38
	2020	38.97	−0.29	38
	2021	38.43	−0.54	38
	2022	38.05	−0.38	38
初中生	2019	71.26	—	70
	2020	71.11	−0.15	70
	2021	70.84	−0.27	70
	2022	70.68	−0.16	70
高中生	2019	82.36	—	80
	2020	82.23	−0.13	80
	2021	82.15	−0.08	80
	2022	82.05	−0.10	80

数据来源:国家卫健委公布数据。

结合表 4-23 制成青少年近视率趋势线斜率变化图(图 4-11),该图反映 2019—2022 年宁德市青少年近视率趋势变化情况。横坐标代表时间,纵坐标代表趋势线斜率。图中三条折线分别代表福建省宁德市小学生、初中生以及高中生的近视率趋势线斜率变化情况。

结合折线图,菱形折线代表小学生近视率趋势线斜率,方形折线代表初中生近视率趋势线斜率,三角形折线代表高中生近视率趋势线斜率。对三条折线的数据进行分析可知,菱形折线由 −0.738% 降至 −1.463%,近视率趋势线斜率累计下降 0.725%,表明宁德市小学生近视率下降趋势逐年递增,且宁德市小学生近视率于 2022 年最为接近基准线,达到近视防控标准,说明宁德市针对小学生近视防控体医融合治理工作进展比较顺利。方形折线由 −0.210% 降至 −0.424%,近视率趋势线斜率累计下降 0.214%,表明宁德市初中生近视率下降趋势已呈现,但是尚未降至基准线以下,未达到近视防控标准,说明宁德市初中生近视率在近视防控体医融合治理下有所缓解,可由于治理不充分以及中考压力等因素,使得尚未达成预期目标。三角形折线由 –0.097% 降至 –0.243%,近视率趋势线斜率累计下降 0.146%,表明宁德市高中生近视率下降趋势略微呈现,但是尚未降至基准线以下,表明宁德市高中生近视率仍然处在较高水平,近视防控体医融合治理有所成效,但收效甚微,还需进一步加大治理力度。

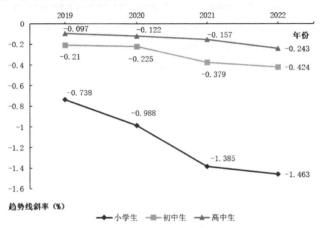

图 4–11　宁德市 2019—2022 年青少年近视率趋势线斜率变化图

注:①数据来源:国家卫健委公布数据;

②折线趋势线斜率计算方法 $S = \dfrac{\left[\frac{(P_2 - P_1)}{P_1}\right] \times 100\%}{T_2 - T_1}$,$S$ 代表折线趋势线斜率,P_1 代表初始值,P_2 代表终末值,T_1 代表初始时间,T_2 代表终末时间。当斜率值为负,表征近视率下降,斜率值越大,表征下降速度越快,反之亦然。[①]

4.2.2.4　宁德市青少年近视防控意识分析

通过问卷调查,获取宁德市医院 2022 年针对就诊青少年开展的近视防控认知现状调查结果,其中,对近视防控概念表示知晓的青少年有 350 人,占比 92.52%;对近视防控概念表示不知晓的青少年有 24 人,占比 7.48%。针对具体近视防控知识知晓情况的统计见图 4–12。

① 陈永明 .d_c 指数正常趋势线分析 [J]. 石油钻采工艺,1995(01):26–30,100.

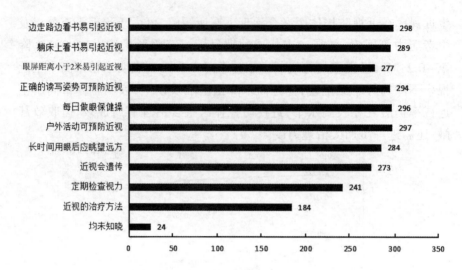

图 4-12 宁德市青少年近视防控知识知晓情况图

青少年近视防控相关知识获取的途径较多,其中医疗卫生部门、家庭、学校的占比较高,分别为31.14%、28.00%、15.14%,见表4-24。

表 4-24 宁德市青少年近视防控相关知识获取途径表

获取途径	人数	占比(%)
医疗卫生部门	109	31.14
家庭	98	28.00
学校	53	15.14
电视广告	30	8.57
相关书籍	29	8.29
社区宣传	26	7.43
其他	5	1.43

宁德市青少年近视防控认知现状调查结果显示,大部分青少年对近视防控知识表示知晓,但具体近视防控知识的平均知晓率仅为64.25%,提示青少年对近视防控相关知识的认知仍有不足,有待进一步提升。从青少年近视防控相关知识获取途径可知,医疗卫生部门、家庭、学校是青少年获取近视防控相关知识的主要途径,占比分别为31.14%、28.00%以及15.14%,提示在传播近视防控相关知识时,应充分考虑青少年更能接受的宣传途径,重视医疗卫生部门对青少年近视防控知识的

宣教以及学校健康教育课程中眼保健知识的教学,同时增强对近视防控相关知识的宣讲,让其意识到近视防控的重要性,并主动承担起保护孩子视力健康的责任,以此从多角度增强青少年的近视防控意识。

4.3 青少年近视防控体医融合治理经验启示

4.3.1 提升个人近视防控意识

近视防控意识的提升对实现青少年近视防控体医融合治理具有重要意义,较强的近视防控意识可以有效减缓青少年近视的发生与发展,并且有利于各项与近视防控体医融合治理有关的最新政策在青少年群体中进行快速传播与及时互动,更能够为后续各主体在实行体医融合治理过程中免除因青少年个人不配合以及接受度过低而造成的治理推进不畅等相关问题的困扰。

具体而言,政府能够更好地动员青少年加入近视防控的相关活动中;体育部门能够根据青少年自身的视力健康诉求制定符合青少年身心发展规律的课程纲要与政策;医疗卫生部门能够在青少年群体中有效普及近视防控相关知识,因为个人近视防控意识较强,在近视初期便及时就诊也能预防中高度近视的出现;家庭可以根据青少年自身的诉求,进一步营造良好的用眼环境,减少因青少年中高度近视带来的额外医疗支出;学校能够更方便地普及爱眼护眼知识;青少年个人更是能够主动去参与户外运动,不长时间近距离用眼,认真做眼保健操等。研究表明,与行为相关意识的强弱会深刻影响该行为发生的概率与频次,故提升青少年近视防控意识可以直接影响近视防控体医融合治理的成效。

从浙江省和福建省的实际体医融合治理结果来看,青少年近视防控意识亟待提升。通过实地走访各个城市的中小学以及对两市青少年进行的有关近视防控意识的问卷调查结果表明,目前,温州市青少年对具体的近视防控知识的知晓率仅为72.50%,尤其是对于近视预期症状、户外活动有助于预防近视以及定期检查视力能及时甄别真假性近视等知识点近乎一概不知,在整个社会范围内没能形成良好的个人预防近视的氛围。与此同时,绍兴市青少年对具体近视防控知识的知晓率更低,仅为 63.55%,尤其是对于定期检查视力方面的知晓率仅为 47.33%,相关负责人表示,部分学校的青少年将大量时间花费在文化课的学习上,对于近视防控知识的学习热情过低、学习态度轻慢。

近视防控意识的提升有助于实现青少年近视防控体医融合治理,较强的近视防控意识可以有效减缓青少年近视的发生与发展。从体医融合治理视角出发,近视防控意识的提升需要各治理主体对青少年施加影响从而加强青少年学习了解爱眼护眼相关知识,努力养成积极参与户外运动的良好习惯,不长时间近距离用眼,认真做眼保健操,了解缓解眼疲劳的相应方法。加强学校教育以及家庭教育中有关近视防控的相关教育是提升个人近视防控意识的重要环节,通过体育部门制定的体育课程纲要以及医疗卫生部门相关的近视防控文件来进一步加强观念引导,强化青少年个人近视防控意识。此外,由政府和社会通过媒体进行近视防控相关知识的传播,媒体是社会文化传播的重要媒介,青少年是媒体的主要受众群体。各部门应充分发挥媒体的宣传作用,强化爱眼护眼、呵护视力的重要思想,引导青少年加强个人近视防控意识,养成户外运动习惯,从而全面实现近视防控体医融合治理。结合目前的青少年个人近视防控意识缺失,理应从两个方面入手进行提升:外部的约束机制与内在的观念引导①。

首先,要充分完善外部约束机制。从体育部门、医疗卫生部门至政府和学校,在全社会营造近视防控氛围,为青少年提供甄别良莠不齐的近视防控信息的必要渠道,让青少年能够在第一时间接收到正确有效的近视防控相关讯息,从而加强近视防控意识。通过设置能够让青少年萌生近视防控意识的及时激励机制,对拥有较强近视防控意识的青少年进行鼓励,强化其行为。通过有效监督评估协助,一方面让体育部门与医疗卫生部门的行为得到更为有效的推进与实施,从而提升青少年近视防控的效率;另一方面,对青少年个人的近视防控行为予以学校和家庭的表彰和奖励,充分激发青少年个人对近视防控的认同感与积极性,从主观上接受近视防控理念并按照近视防控的相关要求去做。

① 张文亮,杨金田,张英建,等."体医融合"背景下体育健康综合体的建设 [J]. 体育学刊,2018,25(06):60-67.

其次,要积极加强内部观念引导。目前,在近视防控体医融合治理体系中,青少年个人是最为关键的主体,要实现近视防控的目标,必须要改变青少年不正确的近视预防理念,弥补缺失的主动寻求近视防控知识的主观能动性。通过体育部门改革体育课程、医疗卫生部门进行近视宣讲以及各种新媒体进行宣传教育,鼓励引导青少年主动加强对近视防控的重视、对自身近视防控责任的履行。

4.3.2 提升治理主体的多元化

在青少年近视防控体医融合治理的道路上,我们必须要充分发挥体育部门、医疗卫生部门、政府、家庭、学校和个人的作用,多元主体共同治理,才能提高体育与医疗在青少年近视防控治理上的理念认同,强化体育与医疗的行为联动并最终实现体育与医疗在近视防控层面的责任均衡。结合上述两个城市的治理现状可知,单一的治理主体,如医疗卫生部门,无法承担起过重的青少年近视防控工作,进而导致近视防控力度被削弱,近视防控结果不如预期,单一治理主体会打破多元协同治理的模式,无法形成以平等、协作为特征的主体间合作。相关研究表明,多元主体相互关联、相互影响,协同创新是促进体医融合治理发展的重要行为方式[①]。提升治理主体的多元化,充分调动体医融合治理相关主体的参与度会在极大程度上影响青少年近视防控工作的结果,换言之,提升治理主体的多元化是决定近视防控工作成败的关键。

从温州市和绍兴市的实际体医融合治理结果来看,治理主体急需实现多元化。通过对温州市眼视光医院和绍兴市第五医院眼科中心进行实地调研发现,目前,两座城市的医疗卫生部门均承担了过重的近视防控任务,从近视知识宣讲到近视筛查、近视防治等全过程都发生在医疗卫生部门。与此同时,政府部门、体育部门、学校和家庭却都没能充分发挥出自身力量参与其中,如政府部门巨大的资源以及强大的号召力、体育部门对体育政策的制定和研究以及学校、家庭对青少年个人的及时关注和了解均未充分发挥效用。各项近视防控政策在实际推行过程中,也存在治理主体的接受度抑或执行力过低等问题。

① 杨继星,陈家起.体医融合的制约因素分析及路径构建[J].体育文化导刊,2019(04):18-23.

从落实近视防控最前沿的行为层面出发提升治理主体的多元化,体育部门应加强对学校的督导检查,确保相关政策在学校扎实推行,严格实行国家课程标准,确保学生每天锻炼 1 小时,开足开齐体育课与健康课,配齐配强体育教师。医疗卫生部门应加强对学生的视力筛查,健全青少年视力健康检测制度,定期检测青少年视力健康情况,将青少年视力健康状况纳入学校评估和评优指标,对学生视力健康状况不达标的学校勒令限期整改。

家庭是社会的细胞,是青少年接触的第一个小社会,家庭模式不仅会影响孩子的视力健康水平,还会影响孩子的性格与行为举止,在青少年成长过程中拥有不可替代的作用。家庭周边环境和父母参与体育锻炼的习惯会直接或间接影响青少年户外活动参与度。[①] 故家庭的教育理念能够促使青少年养成户外运动的习惯,进而有效实现青少年近视防控。

家庭是体医融合治理过程中发挥基础性作用的主体,亦是青少年近视防控过程中重要的参与者和受益者,家长主动积极掌握预防近视的相关知识与技能,能够更好地督促学生在家庭中的用眼行为,帮助和带动学生养成良好的用眼习惯。[②] 户外活动有效预防近视的理念应在家庭层面广泛普及,促使家庭参与到近视防控的协同治理模式之中,追求近视防控实现效果的便捷性和经济性。

学校是体医融合治理过程中最为直接和灵活的主体构成,因青少年绝大部分时间都处在校园中,故学校若能提供良好的视觉环境,承担起近视防控的主体职责,将有助于治理效能最大化。改善学生视觉环境、为学生提供符合用眼卫生要求的采光环境和课桌椅,且每学期对学生课桌椅高度进行个性化调整,均是承担治理主体责任的体现。此外,应减轻学生学业负担,控制书面作业和网络作业总量,减少电子教学时间,保证充足睡眠,增加学生日间户外活动和体育锻炼。将近视防控工作纳入学校健康教育体系中,利用广播电视、专家宣讲、报纸、App、微信等方式,在学校开展视力健康宣传教育活动,均能实现体医融合治理的高

① 尤传豹,高亮.体医融合 [J].体育学研究,2021,35(01):2.
② 王世强,李丹,盛祥梅,等.基于体医融合的社区健康促进模式构建研究 [J].中国全科医学,2020,23(12):1529-1534.

效性。[①]

青少年个人应主动参与到体医融合治理过程中,充分获悉来自社会、家庭、学校等各方面的近视防控相关知识,最大限度提升青少年自身的主观健康意识,调动自身参与体医融合的积极性,提高青少年个人的自我健康促进治理能力。

总之,要充分调动起各治理主体的积极性,有效实现实际治理主体的多元化。

4.3.3 增强主体间的协同

要实现青少年近视防控这项综合性工程,仅仅依赖某一主体的力量显然是不够的,多元主体共同参与到体医融合治理中尤为重要。但与此同时,良好的多元主体间协同能够使整体治理达到事半功倍的效果,反之,无序混乱的主体间互相作用模式不仅无法实现体医融合的有效治理,还会造成治理失败的后果。作为体医融合治理的核心主体,医疗卫生部门和体育部门需要进行充分协同,在技术、人才、资源等方面互通有无是实现融合治理的关键。政府部门、学校和家庭应密切配合体医双方之间的协同,从政策保障、家校互通、课程修订等方面协助体育和医疗卫生部门增强协同、完成融合。换言之,在近视防控体医融合治理全过程中,增强各治理主体间的协同尤为关键。主体间协同需要所有涉及促进青少年视觉健康的部门和地方有关部门进行资源整合,形成以体医相关部门为主的融合治理体系,构建多主体协同机制,在制度制定、执行和评价等方面实现有效协同,在视觉健康促进的公共服务方面达成协同,从而实现多主体间相关资源和能力的社会效益最大化。

从浙江省和福建省的实际体医融合治理结果来看,各主体之间的协同性确实有待增强,例如,温州市政府发布的青少年近视防控相关文件虽明确要求学校、家庭以及各相关部门需要达到相应近视防控标准,但仍有部分家长及青少年对文件理解不清晰,甚至有部分群体不知道该文件的存在。此外,虽说医疗卫生部门每年会定期组织中小学近视普查并对视力异常者提出到医院做进一步检查的医学建议,但部分学校未能及

---

① 李靖,张漓.健康中国建设中慢性病防治体医融合的试点经验、现实挑战及应对策略 [J].体育科学,2020,40(12):73-82.

时通知相关学生前往对应眼科医院进行视觉治疗,医院告知仅以建议的方式,故学校方面认为责任不在自身。家庭方面则认为,医院和学校存在视觉治疗和近视防控知识宣讲的责任,青少年近视防控主要归责于医院和学校,家庭自身承担责任较轻甚至没有。

在青少年近视防控体医融合治理体系中,政府是极其重要的治理主体,以政府为主导,可以实行网格化管理,落实层级网络信息传递。可以将政府机构发布的政策与医疗卫生机构最新的近视防控方案在第一时间借助网络等途径传达给学校、体育部门以及家庭和青少年个人,增强各主体的责任意识,从而主动积极承担自身责任,提高完成任务的效率,但是,目前政府部门在网格化管理过程中仍然存在信息传递不及时、信息更新慢等一系列问题,这造成了各主体间无法及时协同的现状。此外,医疗卫生部门和体育部门作为实现融合治理的核心主体,两者间仍缺乏组织协同与有效沟通渠道,部分机构甚至运用政策保护来阻碍部门间融合。因此,实现青少年近视防控体医融合治理,增强主体间协同尤为关键。

政府应积极发挥政策监管和导向作用,统筹协调各职能部门厘清管理权限和范围,构建合理有效的问责机制,形成多方联动的青少年近视防控体医融合治理机制。各级政府应把青少年近视防控工作提上日程,加大基础教育和学校体育设施的资金投入,加强社会、学校的体育场地建设,公共体育场馆和运动设施应向周边学校和青少年免费或者优惠开放,进一步改善学校的办学条件,确保课桌椅、照明、投影等硬件设施符合青少年视力健康标准。

体医融合多主体协同治理的本质是多元主体参与,体育和医疗卫生部门在近视防控层面实现健康促进的有效方式,有赖于包括体育和医疗卫生部门在内的多方努力。基于青少年近视防控体医融合问题,一方面是科学化提供青少年近视防控相关信息,促进非临床状态下的青少年形成科学的近视防控的行为习惯,达到近视预防的目标;另一方面是通过医疗手段和体育非医疗手段的融合,为近视状态的青少年提供更为科学的医学干预方式,达到近视治疗和预防的目的。

要完成这一综合性工程,仅仅依赖某一主体的力量显然是不够的,需要所有涉及促进青少年视觉健康的部门和地方有关部门的资源整合。构建多主体协同机制,在制度制定、执行和评价等方面实现有效协同,在视觉健康促进的公共服务方面达成协同,从而实现多主体间相关资源和能力的社会效益最大化。

尤其是医疗卫生部门和体育部门作为实现融合治理的关键主体,目前,两者间仍然缺乏组织协同与有效沟通渠道,部分机构甚至运用政策保护来阻碍部门间融合。因此,实现体医融合多主体协同治理,加强主体间协同尤为重要。

4.3.4 明晰各主体的责任

实现青少年近视防控体医融合治理这一系统工程,建立相关机制并明晰各主体的责任是决定近视防控成果的重要组成部分。因体医融合治理本身要求主体多元化,故明晰各主体的责任才能充分发挥出其协同治理的功效。

首先,明晰政府作为主导主体的责任,能够充分发挥政府的主导统筹功效,划定不同主体部门在近视防控体医融合治理过程中的具体责任以及责任边际,在政府管理的层面构建部门责任分配的完备体系,明确各治理主体间的责任划分,并对各治理主体责任的完成情况进行实时调控。

其次,明晰体育部门作为政策引领主体的责任,能够全方位调动起各级体育部门对制定青少年相关体育政策的热情,加强体育政策与青少年身心发展的相关性、适配性。

最后,明晰医疗卫生部门作为青少年视力监督主体的责任,能够加深医疗单位对近视相关问题的研究,同时促进医疗卫生部门与其余各部门之间的交流。明晰家庭自身的责任,能够全面落实家庭对青少年近视防控问题的关注以及对营造良好视觉环境的重视。明晰学校方面的责任,能够为青少年设置适宜的用眼环境,增强学生的爱眼护眼意识。明晰青少年个人的责任,能够实现个人近视防控意识的全面提升,从而增强体医融合治理的实际效果,减轻其余体医融合治理主体在推行近视防控相关政策方面的阻力。

多元主体能够进行有效协同治理的重要前提便是明晰各主体的责任。在体育部门方面,其传统的管理模式是单一行政组织推进模式,这就使得体育部门在协同配合体医融合治理过程中必须明晰其主要责任,推动各项青少年体育锻炼政策与措施在中小学顺利开展,加强体育部门与其他各主体间融合发展的能力,寻求以责任共担的协同治理模式实现青少年近视防控体医融合治理。[①]

面对新时代发展背景下青少年视觉健康需求侧的不断升级与优化，作为体育健康供给侧的体育部门进行责任明确分担与责任分配改革是燃眉之急，《"健康中国 2030"规划纲要》明确指出，体育相关部门应积极促进健身休闲与健康相关的产业融合，以健康新模式、健康新理念和健康新产业的责任意识共同参与全民健康促进事业。青少年近视防控作为全民健康促进事业的重要组成部分，其健康战略意义重大，体育部门应加强运用政令、法规等政策手段，引导现有青少年体育相关组织的实体化运作，承担青少年"阳光体育"推行服务工作，并在青少年视觉健康技能培训、运动促进眼部健康服务以及青少年科学健康用眼方面进一步落实自身责任。[②]

医疗卫生部门应明确其医疗信息与医疗资源共享责任，在体育与医疗相融合治理青少年近视防控过程中，青少年体育锻炼信息、青少年既往视觉健康信息、青少年近视进展信息等都需要医疗卫生部门在进行医学研判后与其余各主体进行共享，加强其余各主体对青少年当前近视现状的基本了解与认识，从而制定精准的医疗医学处方与行之有效的运动健康处方，从医疗干预手段和非医学干预手段出发，共同治理青少年近视防控问题。加强体育与医疗的资源共享，是明晰医疗卫生部门责任的重要组成部分，医疗卫生部门与体育部门之间通过技术共享、资源交流、互相学习能够更好地体现出"运动促进健康"的理念，医疗服务打破传统的"青少年近视防控与治疗"惯性思维模式，使其增强与包括体育部门、学校、家庭等在内的各主体的协同治理的重要动力源。

政府部门在青少年近视防控体医融合治理中扮演着重要角色，多元主体能够协同治理从而实现体医融合治理成果与政府部门的主导责任存在密切关系。[③]因此，明晰其主导责任应从以下几方面出发。

一是改变其传统的管理模式，由封闭管理的单一模式转向协同治理的多元化模式，通过颁布政策、方案等方式从治理伊始便主导其整个治理体系，构筑多主体在责权分配和秩序合作方面的权衡结构，激励、引

① 徐晓敏，郝海亭，潘红旗.体医融合综合干预青少年近视眼"五位一体"模式研究 [J].福建体育科技，2023，42（01）：102-108.
② 郑博今.株洲市儿童青少年近视现状与体医融合干预研究 [D].株州：湖南工业大学，2022.
③ 曹磊，葛新."体医"融合视域下我国健康教育融入学校体育的路径 [J].体育学刊，2022，29（04）：126-130.

导和约束体育部门、医疗卫生部门、学校、家庭等各主体统筹推进青少年近视防控体医融合治理。

二是明确政府的监督责任,家庭、学校等主体在实际推行近视防控相关政策过程中存在偏离体医融合治理模式的多种可能,而偏离的代价便是造成近视防控工作收效甚微、事倍功半,故政府的主导责任中理应包含对各治理主体的监督责任,通过监督跨领域的各主体间的体医融合治理成效,对未明确落实自身责任的治理主体进行相关制度的约束,使其围绕近视防控体医融合的总目标充分落实各主体的具体责任,再对各主体具体开展近视防控工作的责任分配进行程序审查和监督管理,明确惩戒措施。

三是确定政府的激励责任,设定公平的奖励机制,充分考量各治理主体在近视防控中的付出与收益,权衡各治理主体间的合理权责,确保各治理主体能够得到公正对待,对表现突出的治理主体进行鼓励表彰,对表现落后的治理主体进行警示告诫。

学校是重要的学习场所,青少年近距离用眼多数发生于读书和写字的过程中,因此,学校应明确自身对于改善青少年视觉环境的责任,通过采买符合用眼标准的坐姿矫正器和可调节型课桌椅,为学生提供一个符合视觉卫生的持续性学习环境,充分执行普通中小学青少年视觉健康建设标准,落实教室、图书馆、阅读室等场所的照明和采光要求,积极加大对有利于青少年视觉健康的设备的投入,使学校符合卫生健康照明标准的设备普及率达到100%,且根据学生的座位视角、教室采光以及视力发展程度进行相应的座位调整。

学校应明确强化眼健康与户外体育锻炼的责任,中小学校应严格要求全体学生每日完成上下午各一次的眼保健操任务,宣教正确的眼保健操流程并严格执行,在正确的写字姿势和坐姿方面设置正确的标准,监督和纠正学生的不良读写姿势,提醒学生遵守"一尺、一拳、一寸"的要求。强化体育课和课外锻炼,确保中小学生在校时每天能够拥有1小时以上的体育活动时间,对国家体育与健康课程标准进行严格落实,每天安排30分钟的大课间体育活动,以动静结合、视远与视近相交替的方式,有序开展和组织学生进行远眺和户外活动,防止学生因长时间近距离用眼而出现视觉疲劳。

家庭应明晰青少年近视早发现早预防的责任,改变"重治轻防"观念,经常关注家庭的室内照明状况,注重培养孩子的良好用眼卫生习惯。[1]掌握孩子的眼睛发育和视力健康状况,随时关注孩子的视力异常迹象,当孩子出现看电视时凑近屏幕、抱怨头痛或眼睛疲劳、经常揉眼睛等迹象时,要及时带其到眼科医疗机构进行检查。遵从医嘱进行科学的干预和近视矫治,尽量在眼科医疗机构验光,避免由于运用不正确的矫治方法而导致近视程度加深。

青少年个人应明晰守护自身健康与及时了解近视防控的责任,青少年是自身视觉健康的第一责任人,唯有清楚近视防控最主要的动力源于自身努力,才能在日常的近距离用眼过程中更加注重用眼健康,在出现视远模糊的第一时间引起足够的重视,前往医疗卫生部门进行就诊,及时发现近视苗头,改变不良用眼习惯,从而延缓近视的发生与发展。此外,通过借助互联网、新媒体等多元平台了解近视防控最新相关知识,强化自身对于近视知识的知晓程度,从理论储备等方面强化近视防控意识。

4.3.5 创设体医融合机制

青少年近视防控体医融合机制构建对于实现浙江省和福建省的青少年近视防控体医融合治理具有重要意义。如图4-13所示,体育部门和医疗卫生部门间形成合作共创的格局可以有效实现体育和医学在青少年近视防控领域的协同合力,在部门与部门间的协助合作层面起到很好的引领作用,为后续青少年近视防控体医融合治理各项工作的具体开展提供纲领性指导。在体育健身和健康政策方面,可以制定相关政策文件,全方位考量青少年近视防控体医融合治理的实际需求来制定合理高效的具体政策,以起到事半功倍的效果。

---

① 董传升,汪毅,郑松波.体育融入大健康:健康中国治理的"双轨并行"战略模式[J].北京体育大学学报,2018,41(02):7-16.

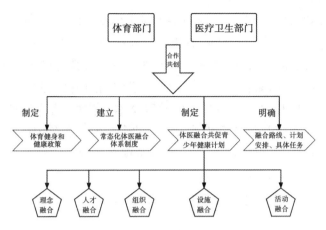

图 4-13 青少年近视防控体医融合机制模式

此外,能够有效建立常态化体医融合体系制度,从制度构建层面起到将体医融合治理模式常态化和及时化的效果,并且将之融入青少年近视防控体医融合治理的具体过程之中,实现时时刻刻的体医融合治理意识全贯穿。对于体医融合共同促进青少年健康计划的制定层面,此类机制的构建可谓是利在千秋,随着青少年近视防控工作难度的与日俱增以及体医融合治理概念的深入人心,每一项青少年健康计划都需要时刻考虑当地省市的实际情况以及青少年近视率的变化情况,在体医融合机制构建下,青少年健康计划的制定能够及时与各部门、各层次机构进行协同合作发展,做到与时俱进,紧跟青少年近视防控体医融合治理的时代潮流。最后,在明确青少年近视防控体医融合治理路线、计划安排、具体任务等方面,此机制能够加快任务的推出与运行、将具体任务与实际的近视防控困境相结合,起到点对点、针对性突破的作用。并且,该机制的实施能够有效实现理念融合、人才融合、组织融合、设施融合以及活动融合,在整个社会环境大背景下,实现青少年近视防控体医融合治理。

4.3.6 创设政策协同机制

如图 4-14 所示,青少年近视防控体医融合治理过程中的政策协同机制对于充分调动与青少年近视防控相关的体育政策、医学政策、学校政策以及社区政策具有重要作用,将相关政策中的具体内容进行细致解读后交由体育部门与医疗卫生部门进行具体的工作落实是实现青少年近视防控体医融合治理的关键一步。对于体育部门而言,可以在解读相关政策文本后,在青少年群体中开展户外活动以及体育运动、体育锻炼以及眼保健操等相关措施来进一步实现青少年近视防控体医融合治理。对于医疗卫生部门而言,可以在仔细分析政府部门推出的最新政策文本的同时,结合医疗卫生部门自身的政策文本,将对于青少年群体的视力筛查、视力检查以及验光诊断融入实际的青少年近视防控体医融合治理工作之中,加大近视防控的力度,以期实现在医疗卫生部门层面有效的青少年近视防控体医融合治理。

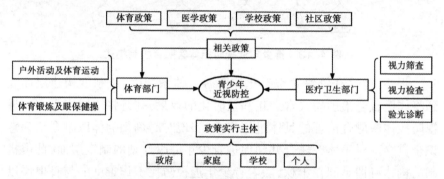

图 4-14　青少年近视防控政策协同机制模式

4.3.7 创设环境共创机制

青少年近视防控体医融合治理中的环境共创机制对于实现青少年近视防控体医融合治理具有重要意义,主要分为政、体、医构成的近视防控宏观环境和家、校、人构成的近视防控微观环境。在宏观环境方面,政府起到主导责任,担任主导主体,利用其强大的资源背景和有力的行政手段,将各项体育与医疗涉及近视防控的政策进行推行,从宏观引领层面实现青少年近视防控体医融合治理。

体育部门主要是以体育手段进行近视防控的相关引领,通过在社会范围内营造良好的体育氛围,将"阳光体育"的理念在青少年群体中进行有效传播,能够在增强青少年近视防控体医融合相关意识的同时,增强青少年的体魄,使之养成对应的体育锻炼习惯,从而更好地落实青少年近视防控体医融合治理。医疗卫生部门主要是以验光筛查、验光诊疗等医学监督的医疗手段来落实青少年近视防控体医融合治理,以医学、视光学的方式来确保青少年中不要出现高度近视的人群,以期呵护青少年视觉健康。在青少年近视防控微观环境方面,家庭、学校和青少年个人要形成合力,通过家校互通、家庭和学校给青少年营造良好的视觉健康环境等方式来加强青少年近视防控环境共创机制的构建,为实现青少年近视防控体医融合治理工作的顺利推行增添力量。

5 青少年近视防控体医融合治理的困境及成因分析

5.1 青少年近视防控体医融合治理的困境分析

5.1.1 治理主体单一

青少年近视防控是一项涉及政府、家庭、学校、体育与医疗卫生部门以及个人等多元主体的系统性工程，而非仅仅归责于医疗卫生部门。但从案例中可见存在过度依赖医疗卫生部门，将近视防控与近视诊疗等同于医学诊治行为，这在使医疗卫生部门承受过重的防控负荷的同时，也淡化了其他主体对近视防控应有的重视。

在近视防控体医融合治理中，仅仅依靠医疗卫生部门显然是不够的。究其原因，一方面是因为近视防控是一项长期性、持续性的视力健康需求，医院的就诊行为在多数情况下却属于短期性、瞬时性行为，无法通过医院就诊的方式来持续有效落实近视防控。另一方面是因为医疗卫生部门的工作能力与工作容量是有限的，近视防控作为一项系统性工程，必定需要耗费大量人力、物力，而医务工作者的工作压力本就大，故难以在高压工作环境下处理好近视防控这一重大任务。[①]

温州市的眼视光医学发展在浙江省位于前列，拥有十分先进的近视

---

① 曹雷,钟丽萍,范成文,等.我国体医养相结合的健康促进服务模式的实践研究[J].首都体育学院学报,2022,34（05）:516-524.

诊疗资源。其眼科医院的数量与规模也在浙江省名列前茅，但眼科医院需要处理包括近视、青光眼、白内障在内的各类眼部疾病诊疗，其医疗资源无法涵盖长期性、持续性的近视防控问题，即便在设立近视防控示范区之后，温州市出台了每年完成对该市中小学生的视力筛查计划，但温州市中小学生人数庞大，实际计划执行过程中，部分青少年因筛查当日不在校等原因而错失筛查机会，而且错失筛查机会的青少年也不在少数，据相关访谈专家反馈，仅有少数家长能在错失筛查机会后主动带孩子去医院接受二次检查，这直接导致在医疗卫生部门充当"主力军"的体医融合治理模式中，青少年视力健康状况难以得到确切保障。

此外，青少年的视力发展是一个动态变化的过程，与所处环境及用眼习惯存在极其密切的关系，相关研究表明，户外活动与体育锻炼能够有效影响视力健康，长时间近距离用眼会加剧青少年近视率的上升，[①]但实际治理过程中，虽然体医融合治理模式明确规定体育部门参与体育课程改革、出台体育锻炼相关政策，可此类政策在实际落实到具体学校过程中却存在一定阻力，尤其是即将面临中高考的高年级学生，其每周的户外活动时间往往被文化课侵占，从而无法达到近视防控要求的户外活动时间基准线，体育部门没能与学校搭建起良好的沟通渠道是此类政策无法真正落地的重要原因，也反映出各治理主体唯有沟通顺畅、密切配合才能有机会加入近视防控体医融合治理中去，继而克服目前实际治理主体单一的困境。

近视防控与每个治理主体都存在关联，医疗卫生部门即便拥有丰富的近视防控知识也需要其余各主体去协同配合，否则会形成"独木难支"的局面，而遗憾的是包括政府、学校、家长乃至部分青少年仍持有医疗卫生部门是负责近视防控的第一责任主体的观念，[②]将青少年的视力健康全权交付给医疗卫生部门负责成为多数家长的普遍共识。殊不知，近视防控仅归责于医疗卫生部门，其余治理主体仅在政策文本上被体现，会使医疗卫生部门在实际治理过程中衍生出强烈的"近视防控无力感"，据相关访谈专家反馈，绍兴市的医疗卫生部门发放的近视防控宣传单及进行的免费视力筛查在初期无人问津，每年的"爱眼日"相关活动

---

① 李彦龙,常凤,陈德明,等.我国体育与卫生融合协同治理的多重逻辑研究[J].山东体育学院学报,2023,39（01）:30-36.

② "三全三化三率先"打造儿童青少年近视防控"温州模式"[J].健康中国观察,2021（05）:60-61.

在社区、校园推行过程中也是反响平平,部分青少年唯有出现视远模糊等显著近视症状时才会去医院就诊,但其家长在接受近视配镜的过程中却经常忽略医疗卫生部门宣教的近视防控相关知识,甚至有人怀疑近视防控的真实性。[①] 这也反映出家庭与医疗卫生部门这两个治理主体间的信任缺失与沟通受阻,最终造成医疗卫生部门独自承担起整个近视防控工程的结局。

可见,近视防控作为一项系统性工程,需要多元主体参与,尤其是在"健康中国2030"的新时代大背景下,体育部门更应该在其中发挥出积极作用,但传统的"得病去医院"观念仍深深制约着治理主体的多元化,[②] 在具体防控措施推行与落实过程中,仍根植着严重的治理主体单一问题,该问题主要表现在医疗卫生部门过多负担近视防控重担的同时,部分家庭、学校乃至青少年本人并不认可近视防控与自身相关,即使部分青少年已经出现了明显的近视倾向也没能引起家长和学校老师的充分关注,此类青少年自己也没有体现出对近视防控的重视与参与体育锻炼的意向,问及相关校方领导,回复是有学习过浙江省出台的近视防控相关文件,但实际的教学安排却没能满足近视防控的相关要求,故从政策文件发布到各主体实际治理中间仍有较大差距,也反映出体医融合治理过程中,实际治理主体单一的问题。

体医融合理应贯穿于近视防控的全生命周期过程,这是由近视防控本身的复杂性、阶段性、长期性以及周期性所决定的,[③] 而治理过程中,仅限于医疗卫生部门出力,其余各治理主体没能在实际中发挥出应有作用将会成为推进体医融合治理近视防控的最大阻碍,无法满足青少年视觉健康的根本需求。具有长期性和复杂性的近视防控从根本上要求多元化的治理主体、更为专业和完善的组织构成。主体单一会阻碍体育和医疗的职能融合,减缓近视防控相关工作的进展进程,无法均衡各主体的权力和责任,也难以优化配置近视防控相关的社会资源。[④] 从更深层

① 邢超,屠春雨,陶芳标,等.绍兴市中小学生近视状况分析[J].中国学校卫生,2019,36(07):1058-1060.
② 冯晓露,白莉莉,杨京钟,等."健康中国"视角下体医融合的内涵、特征与路径[J].卫生经济研究,2022,39(07):60-63.
③ 马文超.体医融合在社区公共健康服务发展中的应用研究[J].文体用品与科技,2022(9):100-102.
④ 徐姜娟."医体结合"全民健康服务体系的构建[J].开封大学学报,2020,34(03):94-96.

次方面分析,部分治理主体对于体医融合的理念认识不到位也助长了实际治理主体单一的现状。

5.1.2 治理主体间的协同性不强

近视防控体医融合治理的首要目标是实现近视防控效率和成果的最大化,保障广大儿童青少年的视力健康需求。因此,有一个主导性主体来协同各主体进行治理至关重要。但就实际而言,各主体各行其是,缺乏协同,消息闭塞仍是普遍现象。

以绍兴市为例,自 2019 年发布《绍兴市儿童青少年近视防控指南》以来,虽然文件明确要求学校、家庭以及各相关部门需要达到相应近视防控标准,如照明条件、视力指标等,但信息的知晓、政策的执行仍存在问题。此外,医疗卫生部门每年会定期组织中小学生近视普查且对视力异常者提出到医院进一步检查的医学建议。部分学校未能及时通知相关学生前往对应眼科医院进行视觉治疗,且医院告知仅以建议的方式,故学校方认为责任不在自身,家庭则存在认知上的偏差。

治理主体间的协同性不强是近视防控体医融合治理的最大阻碍,这会严重降低各主体的协同治理效率,无法实现预期目标。从体医融合治理视角出发,主体间协同的缺失主要是因为体育与医疗主体原隶属于不同的政府部门管辖,其互不相通,缺失有效协同渠道的现状造成了体医融合相关组织机构的欠缺,也加剧了青少年近视防控工作中主体间协同机制的缺失。[①] 政府、学校、家庭对青少年体育活动不够重视,未形成高效的近视防控体医融合治理模式,反映出上述主体间协同的缺失。各主体间各自为政,信息闭塞的现状加剧了青少年近视防控体医融合治理的难度。

以近视防控体育诊疗机构为例,该类机构目前数量屈指可数,绝大多数近视防控诊疗机构为传统的医疗卫生机构,以体育为干预手段开设的诊疗部门严重不足。此外,体医融合的社会组织机构尚不健全,不利于将青少年近视防控相关工作落到实处,且该类机构在人才和资金方面极度缺乏,难以起到协同各主体的作用,很多致力于推动体医融合的社

---

① 唐旭,黎明星,欧春英,等. 健康中国背景下高校体育课程体医融合路径研究[J]. 当代体育科技,2023,13(02):11-14.

会组织本身便依附于政府主体，缺乏独立自主性，这更为各主体间平等对话、互通有无设置了诸多障碍。

目前，浙江省政府在横向管理和纵向管理层面多采取“统一领导、分层负责”的模式，本应在近视防控和体医融合领域发挥部门优势的管理方式却容易在主体间产生协同行为过程中造成权力和责任不均衡的问题。[①] 例如，政府主体与学校和家庭主体间的权责不够均衡，体育部门、医疗卫生部门等主体被赋予健康促进的权力，但与其相对等的责任不够均衡，换言之，作为近视防控的前端主体，往往更容易忽视“体育促进健康”的积极意义，承担起健康责任的意识不强，而作为健康促进后端的医疗卫生部门却不得不因为前期近视防控的缺失而承担起中高度近视的诊疗工作，造成各主体间权责不对等，这也是协同机制难以有效推行并造成主体间协同缺失的重要原因所在。[②]

主体间协同性不强的深层次原因是当前应用于青少年近视防控的体医融合制度存在一定程度的缺陷，近现代制度主义明确规定，治理的一切活动都应在制度的框架下开展，制度连接起治理的行为规范、价值目标与现实意义，是实现有效治理目标与加强协同治理的重要手段。[③] 在近视防控体医融合治理过程中，应有完备而健全的制度作为基础，规范化的制度流程能够把体医融合治理过程中各治理主体的一切未确定行为纳入权责对等的范畴内，以实现各主体间的充分协同。目前，浙江省的近视防控体医融合制度仍然不够明晰，具体的成文法律尚未出台，实际制度的落实与理论制度的规定存在较大差距。

总之，各主体间的权责不对等与信息交互不及时、反馈效率低下是协同机制形成的主要困难，多主体间的协同意愿与动力因而严重受挫，造成主体间协同性不强的后果。多元主体间的协同往往基于交换视角，但该前提要求多元主体必须有共同的目标。在近视防控进程中，共同目标即政府、家庭、学校、体育部门、医疗卫生部门、青少年个人所期待的

① 徐诗枧，闫静．论全民健身与全民健康深度融合——基于”主动健康”视域[J]. 体育文化导刊，2023(02)：1-6.

② 王欣雨．优化我国运动医学学科体系 深化体医融合[N]. 团结报，2023-03-07(002).

③ 李靖，张漓．健康中国建设中慢性病防治体医融合的试点经验、现实挑战及应对策略[J]. 体育科学，2020，40(12)：73-82.

近视率下降这一共同结果,是整个治理体系所指向的终点。[①] 目前,近视防控在体医融合模式下实现治理的过程中仍存在部分主体未明确共同目标,存在信息不对称与行为滞后等缺陷,这也加剧了主体间协同性不强的程度。

5.1.3 治理机制不完善

青少年近视防控体医融合治理中,存在相关治理机制不完善的问题。主要分为以行政制度改革为中心的政策协同机制不完善,以近视防控价值引领为中心的环境共创机制不完善,以青少年整体视觉健康为中心的体医融合机制不完善。

以行政制度改革为中心的政策协同机制要求树立全局思维,着力解决体医融合治理过程中的机构设置、管理权限划分以及责任均衡分配等机制建设性问题,需要充分考虑体医融合治理青少年近视防控过程中的跨部门管理带来的动态、复杂和多样性问题,既要明确体医融合治理本身具有的主体多元化,也要考虑青少年群体的成长发育特性。[②] 遗憾的是,目前的治理主体中,与政策发布密切相关的政府部门却存在政策执行的配置方式过于单一和保守,无法充分尊重共建共融共治各利益相关方的目标意图,没能起到主导各体医融合治理主体的作用,"单一中心"的政策资源投入模式亟待改变。同时,政府部门未能将体育政策与医疗卫生政策充分协同,使其融入并作为体医融合部门协作的逻辑基础,进而有效保障体育政策与医疗卫生政策在实际体医融合治理过程中的话语权,故政策协同机制存在不完善。

以近视防控价值引领为中心的环境共创机制要求各体医融合治理主体对青少年近视防控问题的认知、看法和偏好被政府部门吸收回应,建构形成双向互动的近视防控价值认可。遗憾的是,当前政府部门与体育、医疗、学校、家庭等各治理主体间信息交互的过程尚不完备,未能充分体现出体医融合治理的集体意志。[③] "政府部门—体育医疗部门—学

① 沈圳,胡孝乾,仇军.我国体医融合的研究进展、热点聚焦与未来展望[J].体育学研究,2021,35(01):9-19.

② 刘成菊,刘玉,薛宇.健康中国视域下体医养融合发展的实然与应然[J].河南教育学院学报(自然科学版),2022,31(04):72-75,91.

③ 张阳,吴友良.健康中国战略下体医融合的实践成效、困境与推进策略[J].中国体育科技,2022,58(01):109-113.

校、家庭—青少年"四级联创机制尚未成熟,被学校、家庭广泛认可的近视防控配套政策的普及度有待提升,社会大环境中尚未实现青少年近视防控体医融合治理的网格化覆盖,故环境共建机制不完善。

以青少年整体视觉健康为中心的体医融合机制要求打通体育制度与医疗卫生制度之间的灌渠,将运动处方、运动疗法与视觉健康综合评定纳入青少年近视防控工程之中。体医融合治理青少年近视防控是体育与医疗卫生部门之间实现共建共享的积极尝试,也是视觉健康和体育锻炼推动体医融合产业高质量发展的时代诉求。然而令人遗憾的是,目前体医融合治理质量评价体系尚未构建,科学而综合的体医融合诊疗还未充分应用于青少年近视防控这一系统工程中,"体"元素和"医"元素还未形成有效耦合,动态且长效的体医融合考核机制与考评体系未能形成书面文件供各治理主体借鉴参考,故体医融合机制不完善。

5.1.3.1 政策协同机制不完善

协同是指两者抑或是多于两者的不同治理主体间通过有效协调、密切合作,在实际的治理过程中通过共同完成某一特定明确的目标抑或是相关任务的过程中,实实在在提升各自能力的效应和总体成效结果的翻倍现象。换句话说,就是大于等于两者的不同主体通过高效合作,形成远远大于每个主体独立解决某项任务时所能创造的成效的总和,即以数学概念来等同描述,可谓出现了 1+1 远远大于 2 的治理效应。政策协同机制更加要求系统内部各要素之间有统一的发展目标和规划,有高度的协调性和整合度,所有的政策文本都能向着青少年近视防控体医融合治理这一总目标进行协调合作,在确保各治理主体相互平等和共享资源的条件下,共同对外开放,在相互协作、相互促进和功能有机结合中实现整体发展。青少年近视防控体医融合治理相关政策文本协同机制的底层逻辑便是要求各个治理主体都能在治理要求下发布适合自身的发展规律,又能同时兼顾其余治理主体的政策文本,从而保证在各治理主体独立运动的同时,加速孕育并形成各个治理主体之间的关联,为各个治理主体之间相互配合、协同合作奠定基础和成熟的准备条件。

有效的政策协同机制要求各个治理主体发布的政策文件不仅能够建立起各治理主体间的关联,从而根据政策文本要求产生多种不同的协同合作形式,更是能够反映出青少年近视防控体医融合治理体系在支配各个治理主体的行为从而形成一种较为完善的结构状态,即青少年近视防控体医融合治理协同合作新状态。

但是如果所发布的政策构筑的外部环境不足以提供促使各治理主体相互关联与协同治理的必要条件,那么系统就不可能产生协同治理的自组织行为。反之,如果政策文本构筑的外部环境能够与各治理主体内部发生相互作用,即便某些政策文本尚且不处于完美状态,也能够以无规则的形式作用于青少年近视防控体医融合治理系统内部,系统的组织结构也能把这些无规则形式的作用转化为有序的形式。

具体来说,当前医疗卫生部门发布的政策文本往往忽视了体育锻炼对于近视防控产生的积极影响,故着墨不多。与此同时,体育部门制定的政策文本又忽视了健康促进的主旋律,更多集中于竞技人才和比赛型人才的后备力量培养。对于政府而言,过于宽泛的政策文本无法推动体育产业和医疗卫生资源在近视防控这一节点上的协同发展,更阻碍了家庭、学校及青少年个人对于相关政策的具体执行与解读,最终无法进入青少年近视防控体医融合治理体系内部,无法实现本该落实的青少年近视防控职责及收获应有的防控收益。

5.1.3.2 环境共创机制不完善

青少年近视防控体医融合治理目标的实现主要受到区域内各个治理主体间营造的环境的影响,环境共创机制的好处在于能够结合区域内政府、体育部门、医疗卫生部门、学校、家庭以及青少年个人等各种社会资源,从而提升区域整体的青少年近视防控体医融合治理能力,使得该区域内的青少年近视防控效能实现最大化。但是在实际的青少年近视防控体医融合治理发展的框架中,无论是作为行政机构代表的各个地方政府部门、体育部门抑或医疗卫生部门,又或是作为青少年视觉健康直接相关者的学校、家庭,还是青少年本人,它们似乎都很难从近视防控体医融合治理伊始便直接获取利益,即实现利益共享。

归根结底,近视防控体医融合治理本身就是一项长期而复杂的工程,创设一个适宜青少年近视防控体医融合治理的环境机制本身就是一项极具挑战性的任务。当前的现状是,青少年近视防控体医融合治理的结果暂时无法实现各方主体的各自利益预期,故无法进行长期性、稳定性的近视防控体医融合治理发展,继而无法调动各地政府部门、体育部门、医疗卫生部门的积极性,更在一定程度上损害了各主体间协同治理的内在动力。现如今各主体的近视防控体医融合治理尚未演化为深层次进展阶段的主要诱因来自各个主体的利益纷争,主要表现在没有一个快速高效的环境共创机制。在缺乏环境共创机制的这个低水平氛围影响下无法充分保证各个治理主体公平正当的权益共享与相关责任共担,各个治理主体也不能希冀于不正当的权益共享和责任共担的环境来表达自己的诉求,当青少年近视防控体医融合治理推进过程中发生冲突时也不能够根据协同治理过程中各治理主体的权责分配的权重来落实各个治理主体所拥有的权利与应承担的责任的合理比例。这种环境共创机制的不完善也无法夯实各治理主体参与青少年近视防控体医融合治理的基础,无法打消各治理主体在实际治理过程中所产生的疑虑,更没办法提高相关分野内各治理相关方的互相信任程度。

此外,缺乏完善健全的环境共创机制,对青少年近视防控体医融合治理的各个参与治理主体来说,其所拥有的资源相差甚远,总是会很容易出现相对强势的主体,如政府,以及相对弱势的主体,如青少年个人之间的力量对比。在青少年近视防控体医融合治理过程中,想要使得治理能力和治理水平大相径庭的治理相关利益尽可能达到平衡,就必须在区域内营造高效且公平的环境共创机制,以便于实现区域内整体权责与收益的再次分配。但是从当前的情况来看,各个治理主体均从自身治理分野出发参与相关治理政策文本抑或是近视防控措施的规定和落实,以近视防控体医融合治理实现资源合成与规划的名义实现自身结构层次的突破和升级,可是在实际推行的过程中总是免不了缺乏和其他治理主体制定在实际治理全过程中做到让每个治理主体都能感受到互惠互利氛围的方案。恰恰是源于自身治理分野的过度考虑,担心自身在青少年近视防控体医融合治理过程中无法实现利益最大化或是会受到损害,加之尚未形成健全、合理、高效的等量交换式利益补偿体系,使得各治理主体间的利益差距变大,继而推诿责任的现象时有发生,整个社会呈现出环境共创机制不完善的现象。

5.1.3.3 体医融合机制不完善

有研究表明,目前"体医融合""体医结合"等一系列行动推行的范围广、受众多,但毋庸争辩的事实是体育行政部门在青少年近视防控体医融合治理过程中还是表现得滞后与松懈,即使近视防控区域内各地间有必要进行近视防控体医融合治理的相关合作或是良性交流,也需要上一级行政部门机关组织牵头,譬如市级体育行政部门间的体医融合治理协同需要在省级体育行政部门达成统一意见后才能具体落实,严重的属地观念造成了青少年近视防控体医融合机制的不完善。各类治理主体各自为政的管理方式使得各地体育与医疗卫生部门的融合发展局限于当地的所属辖区。

在各治理主体分权化的背景下,一定领域内的体育行政部门和医疗卫生部门在某些方面持有过大的权力,尤其是在近视防控体医融合治理的大背景下,这在一定程度上表明部分体育部门与医疗卫生部门成了各自领域中代表某些利益的相关方,并从某种程度上来说,只为该地区牟利,而忽视了健康促进和体医融合惠及全民的价值诉求。在青少年近视防控体医融合治理过程中,各个地方政府甚至会因为来自不同的归属地连带的影响表现出信任度的缺失,封锁消息的交流渠道,从而阻碍了近视防控体医融合治理的进程,造成区域内部医疗资源流失与大量亏空。此外,某些治理主体的不作为也是导致体医融合机制不完善的重要原因。区域内部分省级体育行政部门和医疗卫生部门尽管协同治理的意愿强烈,但是由于防控结果及其收益的不可确定和不可预测的风险,趋利避害性的影响,导致某些市级体育行政部门和医疗卫生部门协同治理的意愿开始降低,甚至不作为。如果青少年近视防控体医融合机制能够达到预期效果,顺利运行,那么不仅能够为当地的青少年近视防控工作助力,也能减轻当地财政中因为青少年近视而产生的巨大支出。但就目前而言,青少年近视防控体医融合机制尚不完善,这不仅会对各主体间的协同合作造成困难,也深刻影响着各个城市青少年的视觉健康发展。

5.1.4　治理主体责任分配不均

青少年近视防控体医融合治理过程中,各个治理主体均承担着自身应履行的责任。在责任具体分配的各个阶段,却往往容易出现责任分配不均的问题。作为一项系统性工程,青少年近视防控体医融合治理,在治理主体责任分配过程中,主要在以下三个阶段出现了责任分配不均。首先是预防与准备阶段过程中出现的责任分配不均。众所周知,预防与准备阶段的治理主体责任分配是关系到青少年近视防控体医融合治理全过程的重要基石,需要所有治理主体能够得到适配的职责从而发挥出其独有知识与共同努力的全过程。以青少年近视防控体医融合治理具体进展为例,无论青少年近视的原因最终被确定为何种环境因素抑或是遗传因素,青少年长时间近距离用眼以及缺乏足够的户外运动肯定是青少年最终演变为近视乃至高度近视的重要原因。

对此,政府部门需要通过推动政策的执行,充分调动起医疗卫生部门和体育部门加入其中,共同商讨决定实际有效的青少年近视防控文件政策,从而不断提高青少年的视觉健康,养成爱眼护眼习惯,创造学校与家庭共同营造青少年良好视觉环境的和谐关系。作为相关责任方的政府、与青少年近视防控体医融合治理紧密相关的专业的社会组织以及实际落实青少年近视防控宣传工作的社区,则要时刻谨记在当前的社会大背景下采用各种可行方式去全方位铺开、积极开展青少年近视防控爱眼护眼运动的重要性,简单来说,作为相关治理责任方的政府需要时刻做好青少年近视防控体医融合治理的相关规划并予以治理过程的前期、中期以及后期的相应资金支持,借助近视防控宣传为主导的知识型社区这一高效平台和有利终端,以与青少年近视防控体医融合治理紧密相关的专业的高知型社会组织为基本载体,协助青少年改变其自身不良的用眼习惯和体育锻炼习惯,从而降低青少年近视乃至高度近视的发生概率。构建顺应青少年近视防控体医融合治理的行政分配体系是作为治理相关方的政府的主要责任。政府应当借助各种近视防控相关理论体系在近视防控伊始便做好防控体系顶层设计,尤其是针对具有医学背景和体育学背景极强的凝练专业性的青少年近视防控体医融合治理工程,要精密、准确、合理规划体医管理综合部门与卫生健康执行部门之间的关系,进一步有效明确不同部门在落实实际治理过程中的职责。

然而令人遗憾的是,目前政府这一治理主体并未完全承担起上述治理责任,多数政策文本的实施只是基于近视防控体医融合治理表面的问题进行了浅层的探讨与规划。对于省级为单位的青少年近视防控体医融合治理工程,需要全方位关注到处理好中央政府和地方政府的响应联动关系的巨大且深远的重要性,针对不同地方政府之间因时间、空间、文化、经济、风俗背景等不同而联结成的微妙的关系,这些瞬息万变的关系在实际结合体医融合治理模式为青少年普及眼科专业知识和近视防控有效技能方面,则在一定程度上亟须演化出采取地方政府与专业医疗卫生部门机构组织合作的方式来有效进行青少年近视防控体医融合治理层面的规划与发展。地方政府可以邀请医疗卫生部门以及体育部门来组织有关青少年近视防控知识普及活动,社会组织则要充分做好近视防控体医融合治理的后备军工作,通过借助互联网等高科技手段积极加强与社区的相关合作,通过近视防控知识宣讲、体医融合治理演练、青少年近视防控意识提升培训等方式,提高青少年对近视防控体医融合治理的认识程度和参与程度。在近视防控体医融合治理相关预案的采纳与执行方面,需要由地方政府的体育行政部门、医疗卫生部门根据其职责承担起主要的责任,两者应结合本地的人文地理条件,综合考虑本地的经济发展情况、与眼部相关的大规模流行病发生与发展的冶游史、个人史、家族史等情况,尝试一起开发并制定适合当地实际眼部健康治理情况的青少年近视防控体医融合治理预案,防止该类预案在一定程度上出现相似性与同质化。同时,应当由医疗卫生部门和体育部门牵头,组织整个城市范围内的青少年近视防控体医融合治理模拟训练,借助各种互联网手段、高科技手段以及数字模拟手段来帮助相关主体熟记应对的系统化流程,做到面对实际的青少年近视防控体医融合治理相关情形时,能够始终胸有成竹,面对较为复杂的治理现状时,能够从容应对。

然而令人遗憾的是,目前应由体育部门以及医疗卫生部门牵头执行的各类青少年近视防控体医融合治理模拟预案的责任分配是不到位的,据相关访谈专家反馈,多数城市的青少年近视防控体医融合治理仍然处于散漫无序的状态,政府并没能承担起对应的职责,体育部门与医疗卫生部门也没有认识到自己应该承担的职责,分配到自己部门的责任往往偏少甚至呈现出极少的状态。在青少年近视防控体医融合知识进校园与进家庭和近视防控体医融合治理专业医护人员培训方面,防控知识进校园要利用好文化课堂和体育课堂两种手段。一方面,要在文化课的授课过程中向学生传递青少年自己做好近视防控的重要性,做好近视防控体医融合知识的相关储备,并由教师实施学生视力健康动态管理,以确保其视力健康质量,同时家庭要与学校密切配合,建立家校之间的横向支持机制,从而实现学校和家庭在青少年近视防控体医融合治理进程中的合理责任分配,避免出现家庭和学校这两个治理主体之上的责任分配不均问题;另一方面,要与潜在的会发生近视的青少年个人保持密切联系,提高青少年自身应对近视防控以及中高度近视发生进展的处理能力,以备不时之需。然而,目前的责任分配机制尚未满足上述的各项要求,学校与家庭对于近视防控体医融合治理知识的了解程度偏弱,掌握的青少年近视防控知识也是少之又少。

此外,社会当中与青少年近视防控体医融合治理紧密相关的机构组织则要建立各个省市的青少年近视防控体医融合治理相关信息传递通路的有效信息资源库,对于当地的青少年近视防控治理情况、近视率的变化情况以及未来近视率的走向趋势能够在第一现场、第一时间、第一渠道获取相关的近视防控体医融合治理相应资源、做出及时准确的预判。在各地学校与家庭的青少年近视情况登记反馈与信息互传系统构建方面,要准确落实相关专业部门(医疗卫生部门、卫健委、中国红十字机构)的职责,完善我国的青少年近视发病率直报系统,增加青少年近视情况的相关模块,提高一系列与青少年近视防控体医融合治理工作相关的基层医疗卫生部门工作人员使用该融合治理系统的执行能力。同时,要和政府、体育部门、医疗卫生部门以及家庭和学校等治理主体保持信息系统方面的有效衔接,并尝试在条件许可的情况下充分利用大数据和 AI 精算等现代化、高科技方式与手段,一旦发生青少年近视率大幅度上升的情况,可以根据准确的数据反馈,在较大程度上做到全面地掌握青少年自身及其家庭的有效信息。 然而,目前关于这方面的治理职责分配则令人担忧,据访谈专家反馈,目前的社会组织机构中,以青少年近视防控体医融合治理为主要研究内容的机构数量少之又少,且即便存在些许此类机构,它们均缺乏足够的资金和人才去从事相关工作,继而承担起相关职责。因此,此类机构的责任分配存在显著不均衡的情况,无法满足青少年近视防控体医融合治理的现实要求。

响应与应对阶段是青少年近视防控体医融合治理过程中非常重要的阶段,在一定程度上决定着青少年近视防控体医融合治理的成败。据实地走访和访谈专家的反馈可知,在此阶段,各个省市在青少年近视防控体医融合治理过程中,均直观地体现出了医疗卫生部门统领下的近视率直报系统与相关治理责任方的政府直接负责制之间的实际治理效率不高与治理责任分配不均衡的矛盾。鉴于青少年近视防控体医融合治理结果的不可预计性,需要根据医学上关于青少年视觉健康相关问题时刻保持谨慎性的原则,令近视防控落实过程中的治理垂直管理系统和属地平面管理系统同时发挥作用,换言之,无论是与视觉健康紧密相关的国家级疾控系统,还是作为地方治理先锋者的地方政府,当它们通过一系列的科学预测与数字精算明确该区域存在较大的青少年近视率大幅度上升的风险时,都应当及时形成书面文字报告,并在第一时间向上级有关部门汇报。在近视防控体医融合治理的相关领导组织体系方面,提示应有效充分且深入借鉴各种国内青少年近视防控体医融合治理的高效配合执行的相应领导组织体系,在各个方面借助可行的科学手段与联络方式尝试建立由党委等一系列上级部门牵头带领的领导有效决策机制,在青少年近视防控体医融合治理相应层面的政府责任方建立青少年近视防控体医融合治理的综合协调机制,通过统一部署和统一调配等方式协调管理辖区内各个与青少年近视防控体医融合治理工作紧密相关的部门,充分借助各级政府执行的力量以及近视防控工作推行过程中能够起到支柱性作用的社会力量在各个维度和各个层面一起应对青少年近视防控体医融合治理。对于当前整个区域内抑或是跨区域执行的青少年近视防控体医融合治理,还应当提前联络与传达讯息给较高层级的政府,经由政府审议通过,派出青少年近视防控体医融合治理相应指导组,指导相关部门在青少年近视严重地区与近视率始终居高不下地区开展有效的防治工作。

由此,在当前青少年近视率始终处于高峰阶段的局面下,借助各种可行措施与可靠方式,在各个维度都坚决落实并尝试形成党委集中领导、政府以及相关部门综合协调和指导组始终维持有效监督相结合的领导体制。在医疗诊治方面,随着近几年各地对于青少年近视防控体医融合治理工作的开展,我们越发感受到相应区域内的医疗服务能力是没有办法全方位涵盖与全面满足所有青少年的视觉健康医疗卫生方面的需求的,因此在当前的大环境与大背景下迫切需要建立各个视觉健康区域之间的横向支持机制。全国各地的医疗工作经由网络平台进行互通有无,能够在一定程度上阐释这种横向支援机制在应对青少年近视防控体医融合治理相关工作时的重要性与必要性。在长久且持续的近视防控医疗费用获取及实际分担方面,对于视觉健康缺失以及难治性、顽固性、基因性高度近视患者的医疗费用也应由财政资金中的医疗保险基金予以部分承担,并时刻关注该青少年未来的视觉健康走向与趋势。这是针对全域性青少年近视防控体医融合治理的有效之举。对于影响范围较小的、地区间的、影响力不高的青少年近视防控体医融合治理工作,则可以充分考虑采取基本医疗保险来报销绝大多数医疗费用的方式予以应对。而在对科学因素影响力较高的近视产生原因的科学研究与相应治疗仪器设备研发生产方面,与青少年近视相关的科研机构应当在第一时间及时开展有效的视觉健康的科研攻关,并且与当前区域内所有拥有视觉健康医疗资质的医疗机构合作,从青少年视觉发展、近视危害性影响以及假性近视治愈等方面,制定疾病防治量表,科学评价相关治疗方法在实际推进青少年近视防控体医融合治理过程中的具体效果;而在涉及与青少年假性近视治理直接相关的阿托品试剂生产方面,则应投入大量的科研经费,在保障科研基础需求的同时,进一步建立起科研机构与企业单位之间的有效合作路径与机制,相关政府可以通过实际有效的资金支持、建立快速视觉健康与眼健康的绿色通道等方式加快阿托品相关试剂与药物的普及与推行。

在青少年近视群体的基本近视宣教方面,拥有近视防控宣传氛围的社区、组织、相关机构应当承担最为重要的治理责任。一方面,社区需要和有近视乃至高度近视青少年的家庭建立联系,确保近视青少年的基本生活资料;另一方面,社区应当在第一时间积极提供与近视防控相关的治理模式化服务。而纵观笔者所了解的各个城市的青少年近视防控体医融合治理进程,能够将社会组织在响应与应对阶段的责任进行合理分配的城市可谓是凤毛麟角,绝大多数的近视防控工作都集中在医疗卫生部门,互相协助的平台尚未建立,对于近视防控相关的科研进展也都只是集中在医疗卫生部门领域,尚未涉及体育锻炼相关领域。鉴于此,治理主体责任分配不均衡的问题也有所体现。

此外,在相关的治理机构针对青少年近视防控体医融合治理建立高效合作关系阶段,对疑似近视的青少年患者等重要治理群体在第一时间直接提供包括近视宣教、近视普查等一系列全方位、专业性的服务是各治理主体理应承担起的职责。政府应当在各个维度上充分发挥社会协同治理制度划定基准线的功能,为近视青少年与存在潜在近视风险的青少年提供医疗援助。在近视率实时观测和青少年个人信息的发布与核实方面,所有与之相关的地方政府均要承担守护青少年视觉健康的相关责任,做到及时跟进和准确发布,并对近视防控的虚假信息进行及时甄别与澄清,避免青少年陷入近视防控误区。

在监测方面,要重新审视并制定严格的发送口径,根据当地实际情况,深入细致地贯彻属地原则,全方位收集、梳理并重新整合相关部门的有效信息,对于与青少年近视防控体医融合治理密切相关的各垂直管理系统的数据要在第一时间及时有效地与地方共享,并在联络各部门有效行政人员的基础上由地方政府统一对广大公众进行发布。在青少年近视防控体医融合治理工作有效信息公开方面,近些年的科学研究表明,青少年近视率事关千万家庭以及祖国的未来,家长、老师以及青少年个人对近视特征、患病因素以及医学干预手段等都有极为强烈的及时信息要求。涉及青少年近视防控体医融合治理的的,政府要在第一时间认真高效处理好与大众媒体尤其是与网络媒体乃至自媒体之间的关系。步入了各类媒体并存的时代,作为青少年近视防控体医融合治理最为关键因素之一的青少年个人既需要承担起信息需求者的职责,也要同时担负起信息发布者的使命;而与近视防控相关的各类媒体从近视防控体医融合视角出发,它们拥有着重要的信息传播的动机,与之同时,它们也需要较强的宣泄动机。

鉴于上述内容,涉及青少年近视防控体医融合治理相关工作的媒体也需要在落实青少年近视防控信息发布及时性与准确性的同时,树立良好的科学态度,提高针对近视防控等一系列工作足够理性的水平,防止出现因为工作失误抑或是理解存在偏差进而导致的以偏概全现象。可是结合目前的状况,整个社会在青少年近视防控体医融合治理过程中尚未形成社会协同治理制度,对于青少年近视率相关信息的收集与发布也存在较大的滞后性,媒体方面更是不能很好地履行自身对于近视防控相关信息宣传的职责,各个治理主体在责任分配方面存在明显的分配不均的现状。

最后,在各治理主体的责任分配与医疗资源汲取、分配方面,各省市的青少年近视防控体医融合治理充分说明,社会组织(如政府部门、体育部门以及医疗卫生部门)一方面在充分利用身边可利用资源来协同调动有效社会力量、试图补充青少年视觉健康资源的不足,但是从另一方面来看,相关部门涉及青少年近视防控体医融合治理问题时,其协同治理能力却明显不足,从更深层次的原因出发,在某种程度上,近视防控十分缺乏有极大影响力和高效组织力的枢纽型体医融合机制,从而使得当前社会,各治理主体的责任分配不均。因此,唯有试图通过建立由政府统一协调、由枢纽型体医融合机制搭建平台、各个治理主体倾尽全力去参与的社会资源型动员机制,才能实现各治理主体明确自身责任,将青少年近视防控医学干预手段和体育干预手段相结合,及时进行青少年近视防控体医融合治理情况的信息公开,提高公信力,并确保资源在实际分配过程之中的公平与公正。

在涉及与青少年近视防控体医融合治理相关的医疗资源获取等方

面,则应当根据此前经验,借助各部门的相关力量来充分发挥视觉健康平台的作用,现如今,我国在一定程度上所形成的覆盖全国范围内的远程视觉健康平台在各省市推行的青少年近视防控体医融合治理中发挥了基础却重要的作用。近视青少年在近视诊疗阶段以及后期跟踪与视觉健康保障方面,应当努力构建地方政府与体育部门以及医疗卫生部门的长效合作机制。要借助各类可行手段,充分发挥权益保护作用,并与学校以及家庭开展积极有效合作,及时将各类治理主体在推行青少年近视防控体医融合治理进程中所遇到的在各方面的困难与问题反馈给地方政府,将青少年近视防控体医融合治理造成的长期低效性能与随之而来的影响降到最小。

对于涉及青少年近视防控体医融合治理相关的后续医疗支出等一系列费用的分担,则应当借助完善的保险机制,从各个角度充分发挥健康保险的功能,而不能仅仅寄希望于由社会医疗保险基金负担全部支出。对实际参与近视防控体医融合治理工作人员的鼓励与激励机制则应当由当地政府在治理全过程中承担主要责任,其实际治理对象不仅应当包括青少年近视防控体医融合治理推行所在地的医疗工作者,还应当包括从各地前来进行协助,共同推动青少年近视防控体医融合治理工作的社区医疗工作者以及从事志愿服务的工作人员等。但是结合目前各省市所推行的近视防控体医融合治理工作近况,上述理应承担起相应责任的治理主体却在具体的责任分配环节出现了较大的分歧和矛盾,在实际的治理推行过程中,许多省市更是完全无法保障上述步骤的合理有效开展。

总之,青少年近视防控体医融合治理各主体目前存在着深层次的治理责任分配不均衡的问题。政府应更多地侧重于扮演推动制度建立的角色。体育部门和医疗卫生部门,则十分有必要在政府的统一规划和分配协同下,发挥体医融合协同治理青少年近视的积极作用。对于全域性的青少年近视防控体医融合治理,学校和家庭要尽快采取一系列积极的视觉保护和爱眼护眼行动,支持近视防控宣讲进校园等一系列医疗卫生部门推出的活动;互相协助的眼科医疗卫生部门则要加大对青少年近视率较高的重灾区的支持力度;社会组织要充分识别并尝试利用其自身的业务专长,在更为广泛的领域开展中高度近视青少年的近视防控意识等心理建设相关工作,力图帮助部分青少年尽快从患上近视等眼部健康疾病的阴影中走出来;相关治理主体则要全心全意,尽快利用自身独特的优势,确保青少年近视防控体医融合治理工作顺利推进,改善青少年近视防控体医融合治理过程中,各治理主体相互推诿,从而使得治理责任分配不均的困境。

5.1.5 治理主体责任意识不强

责任是指每一个治理主体在青少年近视防控体医融合治理过程中应做的分内的事情。而与之相对的青少年近视防控体医融合治理责任意识是每个治理主体应具备的体医融合意识下衍生出来的责任意识。各省市在不断推进青少年近视防控体医融合治理过程中,政府、医疗卫生部门、体育部门、学校、家庭乃至青少年个人都扮演着极其重要的角色,与此相应,需要具备社会近视防控体医融合治理责任意识、家庭近视防控体医融合治理责任意识、他人近视防控体医融合治理责任意识以及自我近视防控体医融合治理责任意识等多方面的责任意识。责任意识不强导致部分治理主体不知道自身应该承担的责任是什么,自己能够承担起哪些责任。唯有各治理主体自身的责任意识得到切实增强,才能够激发治理主体主动作为的内在驱动力,为青少年近视防控体医融合治理的整体行为指明方向,并保持强劲的动力。青少年近视防控体医融合治理作为一项系统性工程,涉及各治理主体对于近视防控工作发展、家庭学校责任共担、体医部门协同合作工作及健康促进专业人员职业的定位与其相对应的社会责任等一系列重要因素,与各个治理主体扮演的角色责任一一对应。

然而,在目前的青少年近视防控体医融合治理过程中,各治理主体的治理责任意识仍然处在一个较低的水平,换言之,治理主体的责任意识均不强。很多近视防控体医融合治理主体在进入到实际的青少年近视防控工作中时都出现了"不适"现象,如原本设定的年均近视防控率无法实现、对青少年近视防控意识的提升工作收效甚微、无法在自身领域的防控工作出现壁垒与屏障时及时得到其余各治理主体的帮助、各自为政、自扫门前雪的种种行为都在一定程度上体现出各治理主体对于青少年近视防控体医融合治理的意识不强、重视度不够。相关研究表明,任何一项协同治理的工作体系中,各治理主体的责任意识越强,实现目标的内驱力也会越强。在青少年近视防控体医融合治理过程中,"目标"是实现有效治理规划的前提,目标缺乏会直接带来各治理主体的"规划无意识",近视防控规划也就会变得无意义。

例如,部分学校和家庭倘若未能意识到自身在青少年近视防控体医融合治理进程中扮演着重要的角色,那么这些学校和家庭将仍然保留着原先让大部分青少年长时间近距离用眼的书写习惯与学习习惯而不加以改变,久而久之,将无益于青少年近视防控体医融合治理这一系统工程的最终实现。在推进近视防控体医融合治理过程中实施各治理主体的责任意识教育是用来改变当前各治理主体责任意识不强的有效方式,这样可以有效地增强各治理主体的责任意识,有助于各区域的治理主体自主地设立自己的近视防控体医融合治理目标,并具体地进行规划,以具体目标为导向实施近视防控体医融合治理的规划,有助于各治理主体提升治理能力,实现治理目标。

各治理主体把规划转化为现实的决心是提升治理责任意识的重要基础,更是促使各治理主体更好地了解自身、完善组织行为能力、了解近视防控体医融合治理现状,并积极开展近视防控体医融合治理探索、近视防控体医融合治理实践的综合责任意识提升的途径。实际参与到青少年近视防控体医融合治理过程中不仅能够激发各治理主体对于近视防控体医融合治理的建设性想法,更能帮助各治理主体认识到近视防控体医融合治理目标与青少年现如今近视率现实之间的距离,激励各治理主体勇于承担起自身参与近视防控体医融合治理的责任;反之,各治理主体责任意识不足的现状将无法激发起各治理主体对自身、对家庭、对学校、对社会的主人翁意识,自觉认真地对全社会范围内青少年近视防控体医融合治理目标负起责任,提供各治理主体努力实现青少年近视防控体医融合治理目标的强大动力,增强他们的勇气与信心,克服自身及环境的限制,提高解决问题的能力、改善各治理主体间的关系,不断地提升自身的组织架构,促使各治理主体把握机会,更好地与其余各治理主体进行合作,理解青少年近视防控体医融合治理理想与居高不下的青少年近视率现实之间的差距,不断奋斗,从而履行自身的治理职责。

从笔者对浙江省和福建省的青少年近视防控体医融合治理的实际调查结果来看,各治理主体的治理责任意识是近视防控实际效果与体医融合治理实际推行过程中最为重要的影响因素;相比于组织规模、资源容量,责任意识却是各治理主体在实现有效治理过程中的关键性因素;在各治理主体参与青少年近视防控体医融合治理的过程中,一定要重视对于治理责任意识的培养,不可忽视治理责任意识的重要性。所以,在当前青少年近视防控体医融合治理越来越受到各省市重视的背景下,即便是资金不够充裕、专业人员不够充足、近视防控体医融合治理经验不够完备的治理主体,也仍然可以凭借强烈的青少年近视防控体医融合治理责任意识,在实际的青少年近视防控体医融合治理工作中获得出色的成绩,并成功打开通向青少年近视率有效降低的大门。

在青少年近视防控体医融合治理的进程中,各治理主体做到履行相应职责或许并非难事,但在面对权威的挑战、经济利益诱惑、现实生活压力等问题时,能够做到坚定不移忠于自己平凡的工作岗位,服务于他人或者社会,坚守自己的责任意识与价值追求,是十分难能可贵的事情。始终坚守的责任意识是各治理主体所持有的世界观、人生观、价值观在青少年近视防控体医融合治理过程中的综合表现,也是各治理主体在实际治理过程中,能够不惧权威、抵抗诱惑、不惧压力,坚守治理职责与追求的精神支柱。在青少年近视防控体医融合治理过程中体现出来的责任意识,能够激发各治理主体乐于服务他人的动机,鼓舞各治理主体勇于承担自身对于青少年近视防控体医融合治理工作发展的义务与责任,培养各治理主体积极正向的责任意识与观念,能够坚定各治理主体在青少年近视防控体医融合治理过程中坚守职业道德的信心与决心。

然而,当前各治理主体治理责任意识不强的现状却持续放缓了青少年近视防控体医融合治理发展前行的速度,这不仅不利于各治理主体将自身所拥有的专业知识转化为服务他人及社会的产品或服务,也不利于青少年个人自我对近视防控体医融合治理工作产生清晰的认知。与此同时,仅有较为羸弱的责任意识的各治理主体参与到青少年近视防控体医融合治理当中去,会面临较为高昂的沉没成本,也会遇到很多的困难与挫折,如因为责任意识较弱,而造成对青少年近视率的计算统计不认真、近视防控流程总结不到位等一系列问题。这些会给青少年近视防控体医融合治理工作带来很大的挑战。不得不承认,在青少年近视防控体医融合治理过程中尝试激发出各治理主体的责任意识,帮助各治理主体认识到青少年近视防控体医融合治理对于自身、家庭、学校、社会乃至国家的重大意义,能够有效地提升各治理主体参与青少年近视防控体医融合治理工作的内在动力,鼓舞各治理主体克服近视防控体医融合治理面临的各种困难,坚定防控青少年近视的勇气。

在青少年近视防控体医融合治理过程中开展对各治理主体的责任意识教育,使其心怀责任意识的理念,采用省市的青少年近视防控体医融合治理优秀案例的案例分享教学方法,实现各治理主体在责任意识的培养过程中的自我责任化,整个社会尝试并努力构建责任意识相关的课程管理机制,让各治理主体在青少年近视防控体医融合治理过程以及责任意识的相关教育过程中自觉培养起勇于承担的责任意识。在青少年近视防控体医融合治理过程中开展责任教育要求各治理主体要充分认识到青少年近视防控体医融合治理工作的目的不仅是增强各区域对于青少年近视率的有效控制,提升青少年个人的视觉健康,更是为了帮助青少年树立正确的用眼意识。与此同时,促使各治理主体自觉地将青少年近视防控体医融合治理与社会进步、国家发展联系起来,主动地进行自我的责任认知与职能规划,并在青少年近视防控体医融合治理实践中将近视防控体医融合与责任意识紧密结合起来,不能只注重治理的基本要求与政策文本中写明的要求,更需要注重各治理主体在落实具体工作时的责任意识的渗透与培养。

在青少年近视防控体医融合治理过程中对各治理主体开展责任意识教育要求我们从"有利于综合防控青少年近视"的角度出发,综合性地进行各治理主体对于青少年近视防控体医融合治理的责任意识教育,从而提升各治理主体的自我规划、自我教育、自我定向、自我坚持以及参与青少年近视防控体医融合治理的能力,增强他们把近视防控体医融合治理的规划转化为有效降低青少年近视率的现实责任意识,并在强烈责任心的感召下积极响应社会及国家对于呵护广大青少年视觉健康的需要,在服务青少年、服务社会及奉献国家的过程中不断追求各治理主体在青少年近视防控体医融合治理上的成功。在实际的青少年近视防控体医融合治理中开展各治理主体对近视防控的责任意识教育需要结合各个治理主体本身的治理模式、治理手段及治理理念,丰富青少年近视防控体医融合治理的内容。一方面,需要依据当地青少年的实际视觉健康需要,开发针对性的近视防控方式。在青少年近视防控体医融合治理工作中开展责任意识教育,除了在实际的青少年近视防控体医融合治理内容中渗透责任意识教育的理念外,还需要依据现状的需要,强调各治理主体在推行近视防控体医融合治理过程中需要涉及个人责任、家庭责任、学校责任、体育部门责任、医疗卫生部门责任、社会责任以及政府责任,如个人近视防控意识、体医部门融合的治理意识、学校与家庭的联防联动意识等,具体提升责任意识的过程可以灵活地根据各治理主体的兴趣、需要,也可以给各治理主体提供更多的选择,贴近各治理主体多元化的现实需要,最大限度地激发各治理主体把规划转化为现实的责任意识。另一方面,需要依据教育目的,构建青少年近视防控体医融合治理责任意识培养体系。在青少年近视防控体医融合治理过程中开展各治理主体的责任意识教育注重的不只是理论知识的传授,还有青少年近视防控体医融合治理意识、青少年近视防控体医融合责任意识的启发。所以,在实际的提升各主体的青少年近视防控体医融合治理责任意识的过程中,实践治理中培养责任意识的体验带来的效果往往要好于理论案例的分享,特别需要注重实际治理过程中责任意识的培养、实践的运用。

然而,目前很多治理主体在实际青少年近视防控体医融合治理的过程中只是停留在"做杂活""整理资料""收集数据"等方面,很少能够参加青少年近视防控体医融合治理的有效运行及具体运作。

首先,部分政府机构对于近视防控体医融合治理的责任意识不强,仅仅通过制定纸质政策文本、构建表层的近视防控体医融合治理简易机制,导致青少年没有足够的机会参与到近视防控体医融合治理的实际宣传与实施之中。部分体育部门对于近视防控体医融合治理的责任意识也不足,往往将精力主要集中于体育竞技后备人才的培养、各类体育赛事的评价,对于健康促进和近视防控相关的治理、实践环境始终无法接近政策文本要求的标准,让其余各治理主体获得真实的青少年近视防控体医融合治理经验。部分医疗卫生部门对于近视防控体医融合治理的责任意识尚且有较大的提升空间,主要在于医疗卫生部门对于眼科医护人员在青少年近视防控知识宣讲方面的自身理论素质与实际从业要求在表层知识、技能及深层次态度、动机等方面存在过大的差距,无法让家庭、学校、青少年等治理主体在实际近视防控体医融合治理机制运行过程中体会到责任意识在实现防控青少年近视率、体医融合治理运用于青少年近视防控工作发展中的必要性及重要性。

其次,部分学校及教育培训机构对于近视防控体医融合治理的责任意识明显不足,学校对于青少年近视防控相关的教育教学方法是有效促进青少年自身近视防控相关教育理念的体现,也会直接影响青少年近视防控体医融合治理的实际效果,可目前为数不少的学校及教育培训机构在青少年日常的近视防控体医融合治理相关的宣传教育中尚未充分开展责任意识教育,使得广大青少年即便在近视防控相关的教育教学过程中学习了使用各种爱眼护眼、呵护自身视觉健康的基本方法,但却始终难以达到充分融合青少年近视防控体医融合治理的初衷理念及责任意识教育的教学目标。以福建省福州市的中学为例,在与青少年近视防控体医融合治理相关的教育教学过程中纵然采用了多种有利于学生清楚理解的教学方法,包括演示法、情景法、榜样引导等能够加强青少年对于眼部健康关爱的教育教学方法。但由于缺乏在青少年群体中开展与近视防控相关的责任意识教育,使得部分青少年对自身、校园环境及责任意识在近视防控体医融合治理中能发挥作用的重要性没有一个直观、接近实际情况的感性认识。缺失这种感性认识造成了学生即使在面对多媒体教育、医疗卫生部门专家宣讲以及实际有效的近视防控案例分享等时依然对青少年近视防控体医融合治理无动于衷,无法激发起青少年对于近视防控的主人翁意识以及责任意识的情绪表达,削弱了青少年对近视防控的治理意识、责任意识进一步开展探索及认知的内驱力。家庭方面对于近视防控体医融合治理责任意识的不足也愈来愈成了一个令人忧心的现实,家庭对于青少年进行近视防控相关的教育过程中要时刻关注激发青少年对于近视防控体医融合治理的深层次的反思与体验。

唯有青少年个人对于近视防控及相关责任意识进行了深层次的反思与体验,才可能在之后作为治理主体,进行近视防控体医融合相关知识的自主学习、自我承担、自我探索。但目前的家庭方面的近视防控责任意识令人担忧,以宁德市为例,部分家长在对青少年近视防控知识的普及教育中并没有利用一些行之有效的方式方法去尝试激发青少年本身对近视防控体医融合治理这项工作的深层次反思及体验。就目前家庭缺失近视防控体医融合治理的责任意识现状来看,家庭应首先勇于承认自己在此方面的不足,继而勇于承担自己应该承担的近视防控相关的各种责任,从而积极探索青少年近视防控体医融合治理的运行机制,并最终完善自身在近视防控体医融合治理过程中的不足。

再次,青少年个人对于近视防控体医融合治理的认识不足、相应的责任意识不足也十分令人担忧。笔者通过实地走访调查发现,部分城市的青少年在与近视防控体医融合治理相关知识的教育教学过程中极易出现注意力不集中,对此类知识的兴趣度偏低。作为推行青少年近视防控体医融合治理运行前端的近视防控宣讲课堂,医疗工作者的宣讲技术与方式也深刻影响着青少年个人的参与度,之所以无法取得良好的传播与宣讲效果主要在于青少年个人对于近视防控体医融合治理的责任意识薄弱。据相关访谈专家反馈,部分青少年面对教师在学校文化课教育中开展近视防控体医融合治理相关的责任意识教育时,往往表现出对其不重视,态度轻慢,甚至对教师讲授近视防控相关内容表达出催促的诉求,请求教师不要占用他们过多的课程学习时间。对于近视防控责任意识的缺乏也体现在部分青少年始终保持久坐和长时间近距离用眼的陋习,大部分青少年对于近视防控体医融合治理从未有过主动思考抑或团体合作去探究其深层次含义,这些现实都无法让青少年真正体验承担起作为治理主体的近视防控相关责任的使命及自豪。

最后,各治理主体均出现了对于近视防控体医融合治理责任意识的滞后,其背后所折射出的恰恰就是在整个社会环境下,有关近视防控体医融合治理相关教育中开展责任意识教育的匮乏。这一现状需要我们不断更新近视防控体医融合治理相关责任意识的教育教学理念与方法,实现青少年近视防控体医融合治理相关知识的学习过程的自我责任化。在具体的教学过程中,我们可以利用网络课堂、慕课、翻转课堂等新的教学形式与方法,让有关青少年近视防控体医融合治理责任意识的学习成为青少年自己的事情,让青少年承担起自己呵护视觉健康、近视防控的责任,让学校、教师陪伴、见证青少年在近视防控体医融合治理相关知识的学习过程中实现自我成长。在教学实践中,建立责任化的课程管理制度,有助于在青少年近视防控体医融合治理过程中开展责任意识教育,为青少年提供一个激励其勇于承担自身视觉健康与近视防控责任的外部环境,通过青少年的亲身参与及体验,激发青少年对于在学习及近视防控实践中勇于承担责任的体会与反思,切实增强青少年对于近视防控体医融合治理相关事务的责任意识。

而从整个社会层面提升各治理主体对于近视防控体医融合治理工作的责任意识,则主要从以下几点出发。

第一,充分开展与各治理主体间的沟通,与每一治理主体签订近视防控体医融合治理责任书。对青少年近视防控体医融合治理全过程中政府、医疗卫生部门、体育部门、学校、家庭以及青少年个人等多方的权利与义务、近视防控的管理方式、体医融合治理的评定、近视率相关责任管理的量化、该区域青少年近视率变化情况简介等方面进行充分说明,与每个区域的实际治理主体的相关负责人签订青少年近视防控体医融合治理责任书。青少年近视防控体医融合治理正式开始后,对青少年近视率以及近视防控体医融合治理成果等的管理严格按照责任书内容开展,针对政府部门职能缺位、体育部门对于体医融合健康促进政策不够重视、医疗卫生部门没有充分有效与其余各治理主体建立起近视防控体医融合治理机制、学校过分加大文化课比重使广大青少年仍需长时间近距离用眼、家庭未能及时带青少年进行定期视力检查以及青少年个人对于近视防控和近视率等情况的态度轻慢等现象必须扣除一定比例的治理计分及奖励。治理责任书的签订可以让各治理主体了解近视防控体医融合治理的管理制度,激发各治理主体的自我管理与自我责任识别的技能,增强自我管理的责任意识。

第二,在青少年近视防控体医融合治理的管理实践中,组织政府、体育部门、医疗卫生部门、学校、家庭及青少年的团队化管理。借鉴职场中的部门或者团队管理模式对各治理主体进行团队化管理。通过近视防控体医融合治理相关工作招募的模式招聘近视防控体医融合治理工作的管理人员、团队长,让管理人员及团队长自行招募团队成员并进行各团队的管理,通过设置团队有关责任意识的学习任务或项目,进行团队建设及培训等活动,促进团队成员的相互了解,增进团队合作,增强团队的凝聚力及团队的责任感。

第三,在近视防控体医融合治理成果的考核中,实施青少年近视率变化的绩效化管理。成绩的绩效化是建立青少年近视防控体医融合治理责任化管理的有力保障。实际的近视防控体医融合治理成绩可以与各治理主体的治理纪律、治理表现、团队合作、特殊贡献等项目挂钩,改变传统的青少年近视防控体医融合治理模式,激励治理主体更多地参与近视防控活动及体医融合治理相关的工作。在近视防控体医融合治理的责任意识教育中更加注重对各治理主体责任意识的培养,能够让各治理主体对青少年近视防控体医融合治理有更深层次的理解与认识,增强各治理主体承担自身未来发展责任的勇气,增强各治理主体追求实现青少年近视防控体医融合治理的信心与动力。在青少年近视防控体医融合治理全过程中树立责任意识教育的理念、丰富责任意识内容、改进对各治理主体的责任意识的教育教学方法、努力建立责任意识化的近视防控体医融合管理机制,可以有效地保障各治理主体在青少年近视防控体医融合治理过程中开展责任意识教育,激励广大青少年承担自我呵护视觉健康与近视防控的责任,勇于承担起家庭、社会及国家发展中的近视防控责任与义务,成为中国特色社会主义现代化建设的中流砥柱。但就目前情况而言,上述愿景尚未实现,各治理主体仍处于近视防控体医融合治理责任意识不足的困境之中。

5.1.6 治理主体责任落实不足

在青少年近视防控体医融合治理开展的过程中,各治理主体即便在通过政策文本确定下自身应承担的治理责任后,仍然会发生责任落实不足的现象。而笔者的实地走访调查发现,各治理主体对于自身责任的落实不足主要体现在以下几个方面。

第一,各区域有关于青少年近视防控体医融合治理的政策决议往往会出现议而未决或是决而未行的现象。据相关城市的访谈专家反馈,各行政区域间关于青少年近视防控体医融合治理的合作一般都会通过不同的协调机制讨论在实际的青少年近视防控体医融合治理过程中可能出现的问题以及解决方式,进而形成相应的文件,签订相应的近视防控体医融合治理协议,如温州市和绍兴市在设立近视防控示范区和近视防控试验区时所签订并颁布的《建设"全国儿童青少年视力健康管理先行示范区"工作方案》便是想要落实各治理主体责任的体现。

但从不同区域地方政府间讨论的议题来看,各区域协同合作来推行青少年近视防控体医融合治理的问题有着惊人的相似性。从某种程度上来说,之前需要解决的青少年近视防控体医融合治理的过程中可能出现的问题仍然没有解决,近视防控体医融合治理的相关责任落实的合作协议没有得到很好的执行,问题依然存在。这也充分体现出当前区域地方政府间协同治理青少年近视的协调机制对于政府间合作过程中某些已有的问题并没有达成共识,抑或是即便签订了青少年近视防控体医融合治理的相关协议,也没有在政府、体育部门、医疗卫生部门、学校、家庭以及青少年个人等治理主体间进行有效的执行,区域合作以及各治理主体落实具体责任并没有起到应有的效果。包括政府在内的各治理主体间的协同治理仍然缺乏一套制度化的协调机制,各治理主体间协同合作以落实具体的责任始终缺少一套标准化的程序与流程,正因为没有达成共识,所以无法有效地执行合作协议,缺少行之有效的协调机制。此前被提及的问题尚未得到有效解决,青少年近视防控体医融合治理的执行结果尚待考察。这也加剧了各治理主体对于自身治理责任的落实不足。

第二,青少年近视防控体医融合治理的过程中,缺乏有效的法律约束,这也是造成各治理主体责任落实不足的重要原因。大多数情况下,各治理主体间对青少年近视防控体医融合治理进行紧密合作的背后原因都是基于自身利益的考虑而决定是否继续进行此类合作,但倘若此类合作始终缺少应有的权威与法律保障,甚至没有一套完善的协调机制,这必然会导致青少年近视防控体医融合治理过程之中各治理主体不落实自身的具体责任、不再继续合作乃至互相竞争以便争夺资源的情况。因此,在青少年近视防控体医融合治理合作协议签订之后,各治理主体仍然有可能在合作的过程中始终以自身利益为重、发生恶性竞争的现象,甚至还会发生该地区青少年近视率不降反升的倒退悲剧。

各治理主体倘若全然只顾自身的利益,而没有考虑区际的横向合作以及合理的责任分配与职能分工,那么必然会出现各治理主体责任落实不足的糟糕后果。笔者通过实地走访调查发现,若各地的体育部门、医疗卫生部门等经济运行主体首先考虑的是自身的利益,致使全局观缺乏,那么可想而知,体医融合在青少年近视防控领域中的治理必然将变成一句空话。相关研究表明,在协同治理的互动过程中,每一个参与方都是理性的利己主义者,都意在谋划各自的利益,而缺乏区域开发抑或治理效能的整体规划与考虑。尤其是在涉及广大青少年光明未来的近视防控体医融合治理过程中,不同的治理主体为了争取到更多的治理效益,甚至会以不符合政府规定的防控最低标准来降低治理所需付出的成本,存在严重的违背近视防控体医融合治理初衷的行为。缺乏一套有效的法律约束体系,无形中加大了各治理主体不落实自身治理责任的概率,并且导致各治理主体在推动近视防控体医融合治理过程中的机会主义倾向,即当青少年近视防控体医融合治理的目标与当地经济社会发展等有悖时,就难以避免出现损害近视防控体医融合治理整体利益的现象。治理主体责任落实不足的行为,其中缺乏应有的法律约束和制裁不可谓不是造成近视防控体医融合治理无法顺利推进的重要影响因素之一。

第三,在青少年近视防控体医融合治理过程中,缺乏宏观政策支持和制度创新也是加剧各治理主体无法有效落实自身责任的重要影响因素。从某种程度上来说,如何破解地方体育行政部门与医疗卫生部门之间合作的体制障碍很大一部分依赖于国家体育总局和卫生健康委能否采取相应措施,来实施有效的宏观政策和富有创新的制度实践,从而落实各治理主体的具体责任。但是从浙江省和福建省的当前近视防控体医融合治理结果来看,国家体育总局除了制定体育产业的整体规划之外,在区域合作管理组织的近视防控体医融合治理机制建立、各治理主体间多元合作机制的建立以及事关近视防控影响因素的流动保障等多方面还缺乏有力的政策保障和制度兜底。在青少年近视防控体医融合治理的区域规划中缺乏具体的合作措施,这些都牢牢制约着青少年近视防控体医融合治理的推行,也深刻制约着区域间的合作。

第四,在青少年近视防控体医融合治理过程中,某些城市的行政规划存在不同而带来的强制性和约束性指标也是造成各治理主体无法落实自身治理责任的重要原因。

各市的青少年近视防控体医融合治理正因各市隶属于不同的行政区划,故而长期受到行政边界的羁绊,各地的体育行政部门与医疗卫生部门更多的是考虑所属辖区内体育产业与医疗产业的发展以及产业目标的实现,缺少区域内各治理主体对于青少年近视防控体医融合治理的产业分工与合作,忽视了区域内广大青少年视觉健康的整体利益。各地体育行政部门以及医疗卫生部门各自为政的现实情况更是阻碍了其余治理主体在近视防控体医融合治理过程中的协调与配合,扰乱了地区近视防控体医融合治理的整体步伐,也无法令各治理主体落实自身的具体责任。据相关访谈专家反馈,部分城市的医疗卫生部门发展水平比较高,想要协调当地的体育部门与其合作就相对比较困难。而部分城市的地方体育部门发展水平比较高,它们为了确保本地利益的最大化,甚至为了绩效评估,故而对近视防控体医融合治理设置了较高的治理准入门槛,违背治理的基本规律,扰乱公平竞争的各治理主体参与近视防控体医融合治理的原则。例如,地方政府实行行政干预,制定明显不利于近视防控体医融合治理在此地推行的相关政策,区别对待体育部门与医疗卫生部门,默许学校设置长时间的文化课程,约束限制青少年户外活动与体育锻炼的时长。

这一系列政策不仅加剧了各治理主体无法落实近视防控体医融合治理的治理责任,从长期来看,势必会影响该地区青少年近视率的变化。对部分治理主体不合理行为的纵容不仅不利于该区域内青少年近视防控体医融合治理的推行,继而无法形成近视防控体医融合治理的全面性,还会影响各治理主体多层次的深度合作治理,使得区域内的青少年近视防控体医融合治理陷入困境,制约了对应城市的青少年近视防控体医融合治理的长期发展与各治理主体对应责任的落实。

第五,由于行政区划的限制而导致区域内各治理主体无法站在区域的整体利益上来进行青少年近视防控体医融合治理的规划及责任落实。浙江省和福建省内各个地区的近视防控体医融合治理受到各辖区现有壁垒的约束,无法充分调动起各治理主体参与青少年近视防控体医融合治理之中。以福建省福州市体育部门为例,从现有的体育发展情况及相关体育产业的发展规划来看,体育竞赛表演业、运动休闲业、体育场馆服务业以及体育培训行业是体育部门关注的重要焦点,而涉及健康促进的体医融合产业为主打特征的青少年近视防控体医融合治理却始终没能得到应有的重视。

此外,体育用品制造业也是浙江和福建两省的重要发展行业,两省的体育部门对其投入了诸多心血,可在青少年近视防控体医融合治理方面,其投入的资金和心血则相差甚远。包括政府、医疗卫生部门、学校、家庭、青少年个人在内的治理主体均受到了体育部门对青少年近视体医融合治理重视度不够的影响,因而在一定程度上,对于落实青少年近视防控体医融合治理责任产生了懈怠。

上述两省的产业结构和发展模式虽有不同,但总体来说,它们对于青少年近视防控体医融合治理问题的关注度也是近几年才在国家的响应下有了较大的提升,并开始采取各类行为去试图降低该地区青少年的近视率,这就不可避免会面临各个治理主体由于治理经验的欠缺又或是治理制度的不完善,从而在一定程度上造成了各治理主体无法有效落实自身的责任。而在实际的调研中我们也愈加发觉,各个治理主体出于自身利益的考量,从而产生一系列对于青少年近视防控医疗资源的不正当竞争现象,主要体现在责任落实不足等各个方面。例如,地方体育部门为了实现地方体育产业的快速发展,以资源换增长,不断降低有关青少年近视防控体医融合治理的相关管制标准。发展竞技体育成为地方的头等大事,但是对与健康促进相关的近视防控事业却不够重视。

第六,区域合作完成青少年近视防控体医融合治理的过程中,部分地区却面临着有效的权威性和行政手段的加持。在福建省和浙江省推进青少年近视防控体医融合治理的过程中,虽然已经建立近视防控体医融合治理相关的合作与发展联席会议、体医融合联席会议办公室以及重点合作治理专题组等办事机构,但是这些涉及体医融合治理的办事机构还缺乏行政约束力,无法在具体的青少年近视防控体医融合治理过程中发挥应有的作用。例如,在体育部门的发展方面,早在 2018 年教育部会同八部门签订《综合防控儿童青少年近视实施方案》以来,浙江省和福建省体育局代表就在建设青少年近视防控体医融合治理联席会议上签署了《促进浙江省近视防控体医融合治理意向书》和《促进福建省近视防控体医融合治理意向书》，之后的几年中，也陆续对各自省份推行的青少年近视防控体医融合治理的相关措施进行了政策文本的细化，对青少年近视率、近视防控手段、体医融合治理的实际运用等话题展开研究。同时，在各自省份内开展青少年近视防控体医融合治理试点，建立与体医融合治理推行工作者的日常沟通交流机制，以明确青少年近视防控体医融合治理的推进路径。

青少年近视防控体医融合治理的相应机制需建立在各治理主体平等自愿、互惠互利的基础上，就各方在近视防控体医融合治理的推行过程中想要达到合作的目标和内容进行细化沟通和协作，使各方在近视防控体医融合治理事务上的看法和观点达成一致，以形成合作共识的一种管理机制。然而，当前浙江省和福建省的青少年近视防控体医融合治理区域协作地方治理主体间的合作水平不高，在合作过程中虽然能够在一定程度上克服近视防控体医融合原先未出现时的困难，但是无论从合作的实际治理过程中的具体形式、合作过程中需要涉及的各类实际参与治理的主体还是从各个城市整体的区域范围内实现长期合作共同治理青少年近视防控体医融合来看，都处于一种合作后劲不足、合作水平不高以及相应资金不足的状态，而这些问题恰恰加剧了各治理主体对于自身治理责任落实不到位的现状。

5.2 青少年近视防控体医融合治理困境的成因分析

5.2.1 各部门职能缺位

各治理主体对于青少年近视防控体医融合治理应肩负起相应的职责，但就实际而言，各部门职能缺位的问题始终存在，这也加剧了近视防控体医融合治理推行困难的现状。

5.2.2 相关主体认识不到位

由于近视防控体医融合相关机制的不完善,相关主体对于体育、医疗参与其中并进行充分融合的理念在一定程度上存在严重缺失。在体育部门作为实际治理主体方面,"竞技体育能够给当地体育事业带来荣耀"的传统体育产业发展思维方式占据牢固的主导地位,深刻影响着人们对体育在各个维度、各个层次上的全面认知,尤其是体育促进健康方面的理念认识从任何评价角度来看都存在着严重的不足。在体育行政部门的工作中,更是存在过度注重竞技人才的选拔、竞赛与训练而轻视了对体医融合相关领域知识的认识,存在明显的封闭性和滞后性,体医融合与近视防控相结合的理念在体育部门主体内部存在严重的认识不到位的问题。

在医疗卫生部门方面,体医融合治理的观念也尚未深入人心,某些医疗机构实行"过度医疗",造成许多本可以通过体育干预得以治疗的假性近视等一系列与视觉健康相关的疾病被过度医治,抑或是近视防控等预防医学相关的问题未能得到有效解决,在利益因素的驱动下,一些患者被医生采取昂贵的医疗手段进行治疗,并且忽略体育康复治疗的处方干预。重医轻体的片面认识,造成了体医融合过程中,体育这一非医学手段的参与度不高,健康促进的相关理念的传播度不高,使得体育的健身功能被弱化,甚至被边缘化。医疗卫生部门对于近视防控体医融合治理的理念更是会出现认识不到位的现象。

在学校方面,青少年近视防控体医融合治理的理念更多地停留在书面的规章制度层面,中小学生迫于升学压力,将绝大部分的时间、精力都投入到文化课的学习当中,对于户外锻炼、体育运动以及对近视防控知识进行学习的时间极为有限。据访谈专家反馈,温州市和绍兴市的中小学仍未将近视防控体医融合治理这一理念在教师和学生群体中进行充分的渗透,教师和学生的认识仍处于较为浅显的阶段。

在家庭方面,部分家长对于近视防控的概念模糊不清,针对近视防控具体的步骤、措施更是一问三不知。将体医融合治理引入青少年近视防控是一种全新的尝试,但与此同时,更进一步加剧了家庭这一主体对于该理念的认识难度,进而导致部分家庭在落实近视防控体医融合治理过程中出现具体责任不清晰、具体方式不明确以及具体态度不明朗的困境，整体上体现出对近视防控体医融合治理认识不到位的现状。

在政府部门方面，各级政府主体对体医融合治理应用于青少年近视防控的认识仍更多地停留在医疗卫生部门完成青少年的视力筛查和普查方面，针对学校及家庭、社区的青少年体育组织建设存在相当严重的滞后问题，尤其是涉及农村家庭的体育组织相关建设存在严重不足的问题。究其原因，一方面是在实际推行的过程中与健康促进前段相关的体育组织机构由于各种外界原因而尚未健全，另一方面是实际运用于青少年近视防控体医融合治理中的体育相关基础公共服务存在严重缺失的问题，部分青少年的体育健身相关活动还停留在尚在启动和预备阶段。而与体医融合治理最为关系密切的体育诊疗机构寥若晨星，结合目前的实际情况而言，在实际的体医融合治理过程中涉及近视相关的慢病患者诊疗机构多是传统的医学诊疗机构，以国家体育总局开设并投入使用的体育医院运动处方门诊为代表的体育诊疗机构在全国仅有13家，根本无法满足广大民众对于体医融合实际运用的相关基本需求。与体医融合治理直接相关的一系列部门与组织机构在资金和人才等众多方面存在比较严重的短缺问题，并始终并存着规模小和能力弱的瓶颈，缺乏独立性和自主性，这也反映出政府部门主体对于近视防控体医融合治理的认识不到位问题。

在青少年个人方面，个人近视防控意识的欠缺是对近视防控体医融合治理认识不到位的直接体现。相关研究表明，2019年至2022年，浙江省对近视防控有明确清晰认知的青少年占比不到60%，部分青少年不重视近视预防，不认真完成眼保健操且在自身出现近视情况后不及时告知父母、老师，直到严重视物不清后才考虑就医。另外，未能养成良好的书写习惯与体育锻炼行为，部分青少年仍长时间近距离使用电子产品以及在摇晃的车厢内阅读。本书的调查结果也表明，温州市青少年对具体近视防控知识的平均知晓率为72.50%，绍兴市青少年对具体近视防控知识的平均知晓率甚至仅为63.55%。这都反映出浙江省青少年近视防控知识未普及，尤其是在定期检查视力方面的知晓率仅为47.33%，处于各项最低位置，反映出青少年对视力健康的重视度不够，也深刻反映出青少年个人对近视防控体医融合治理的认识不到位。

5.2.3 运行机制不明确

青少年近视防控体医融合治理的理想机制主要分为以行政制度改革为中心的政策协同机制、以近视防控价值引领为中心的环境共建机制以及以青少年整体视觉健康为中心的体医融合机制。但是目前上述三种机制都存在一定程度的运行模式不明确、制度设置不合理的问题。

在以行政制度改革为中心的政策协同机制上，目前政府部门、体育部门和医疗卫生部门在出台同青少年近视防控体医融合治理相关的政策上，往往各自为政，基本上从自身的思考角度出发设置政策内容，例如政府部门一味强调从全社会宏观层面进行青少年近视的普查，但此类政策忽视了医疗卫生部门自身工作量的繁重，在实际推行过程中无法有效得以落实。而且，政府部门所推行的政策将近视防控体医融合治理的责任主要落在医疗卫生部门身上，忽视了体育部门、学校以及家庭在近视防控治理过程中的主体地位，致使各主体之间的协同性降低，使体医融合治理无法在近视防控工作中发挥出应有的作用。

而体育部门所推行的相关政策更多集中于运动人才的选拔与激励，体医融合治理相关的政策则数量较少，在健康中国建设的时代背景下，以健康促进为中心的体育政策是促进体医融合治理得以落实的重要保障，但是目前体育部门的政策尚存在与医疗卫生部门以及政府部门所推行政策协同度不高的缺陷。[①]

医疗卫生部门是处在青少年近视防控体医融合治理最关键位置的部门，无论是青少年的近视宣讲抑或是近视防治都与医疗卫生部门息息相关，来自医疗卫生部门的政策文件也会在很大程度上决定近视防控治理的方向。但是，目前医疗卫生部门的相关政策仍较多地集中于医学方式治疗近视层面，而并未延伸到动员全社会各主体共同加入近视防控体医融合治理中来，尤其是与健康促进和运动处方相关的政策文件更是数量较少，这也加剧了医疗卫生部门无法与体育部门及时准确有效进行政策协同的后果。[②]

① 薛欣，徐福振，郭建军．我国体医融合推行现状及政策问题确认研究 [J]．体育学研究，2021，35（01）：20-28.
② 马国栋，刘艳环，高博，等．体医融合：概念、融合路径及保障机制 [J]．成都体育学院学报，2023，49（01）：97-103.

在以近视防控价值引领为中心的环境共建机制上,目前由政府部门协同体、医相关部门构建的宏观社会环境和以学校、家庭为基础,以青少年个人意识为着落点的微观用眼环境尚未实现有效创建。据相关专家反馈,近视防控在社会环境层面上的影响力在2018年教育部等八部门联合发布《综合防控儿童青少年近视实施方案》后有所提升,但并未达到全方位普及的程度,整个社会青少年用眼照明环境尚未达到标准水平,近视防控价值在体育与医学相关部门的引领作用也并未体现,故宏观社会环境并未建立起来。与此同时,青少年个人的近视防控意识在《综合防控儿童青少年近视实施方案》实施之后,也并未出现显著提升,相关研究表明,浙江省青少年知晓近视防控概念的人数占比不到60%。本书所调查的温州市青少年近视防控意识和绍兴市青少年近视防控意识也分别只有72.50%和63.55%,整体水平较低。学校和家庭中对于青少年近视防控相关的教育也并未落实到位。据访谈专家反馈,即便是设立了青少年近视防控示范区的温州市,仍有约30%的家长对于家庭应该在近视防控中发挥怎样的作用不能完全知晓,且存在将近视防控工作归责到医疗卫生部门的倾向。而学校方面,迫于中高考的升学压力,长时间近距离过度用眼的现象仍普遍存在,对于近视防控体医融合治理的政策更多只停留在书面文件上,整体的执行力度较差,故微观用眼环境也并未建立起来。最终,以近视防控价值引领为中心的环境共建机制无法明确化、清晰化。

在以青少年整体视觉健康为中心的体医融合机制上,目前体育部门与医疗卫生部门之间在治理的协同性上还存在一些问题。尤其是在体医融合资源配置市场化改革过程中,体育主管部门由于在青少年近视防控体医融合治理的相关事宜中话语权较低,加之在实际处理青少年近视防控体医融合治理过程中缺少执法权,故由体育部门牵头制定的政策往往得不到医疗卫生部门的认可,抑或是体育部门与医疗卫生部门在实施政策过程中,会出现医疗卫生部门实际实施难度大以及推行效果不佳等后果。而在配置医疗卫生部门的体医融合资源时,"强势"的医疗卫生部门会很容易出现将公共体育服务资源在实际的医疗与体育相关措施互相融合、互相接触的过程中纳入人群就医行为中,继而在无形中否认了体育部门在体医融合治理过程中的付出。这在一定程度上加剧了构建青少年近视防控体医融合机制的难度,对于打通"由上级部门传达至下级部门"的体医融合服务供给相关通渠和"由下级部门影响至上级部门"的体医融合服务闭环线路都会产生不利影响。①

5.2.4 制度设置不合理

青少年近视防控体医融合治理的制度设置始终无法脱离体育公共服务以及卫生公共服务等相关体系对于实际的生产生活所带来的影响，原因在于体育公共服务和卫生公共服务是公共服务这一领域的两个重要组成部分。在青少年近视防控体医融合治理的大背景下，体育与医疗卫生部门从各个维度、各个层级以及各个方面进行了全方位的融合，借助各方势力统筹推进体医深度融合从而在青少年近视防控工作中发挥实际价值具有重要的实践性政策导向作用。但是，当前的青少年近视防控体医融合治理制度的设置尚不合理，从体医融合最本质的深层次角度分析，唯有通过从各个层次、各个维度、各个相关部门动员相应力量，继而加快推动卫生健康工作理念强化以"青少年视觉健康为中心"的体医融合新模式，才能实现青少年视觉健康。审视以往青少年近视防控体医融合治理的案例研究，我们发现：一是"体"元素和"医"元素融合制度存在不够清晰与不够明确的显著缺陷；二是体医融合的主体属性没能在各个层面和维度上进行准确的识别与落实，由下级部门供应上级部门的供给范式是否有效对接青少年的实际近视需求；三是体医融合的环境是否能够从各个维度和层面上给予"体育影响健康"的相关元素和"医学引领健康"的相关元素的协同合作或共生共同发展提供良好的培育和充分的对话的平台；四是体医融合的方式是否能够在实际的运用层面满足健康中国建设的多元化需求，以及与青少年近视防控体医融合治理息息相关的健康促进的长效机制能否有效解决近视防控的相关问题亟待解决。

体医融合作为一种在青少年近视防控治理相关领域具有创新性与实际使用价值的健康促进服务模式，应学习更多与体医融合治理相关的理论知识来更好地厘清体医融合发展的脉络与进程，审视体医融合发展过程中切实出现的融合瓶颈与藩篱，综合理论价值、历史意义及现实需求等多个方面共同演化、催生而来的实际逻辑因素，打通观察青少年近

---

① 韩重阳,向珩,马栋栋."健康中国"战略背景下"体医融合"发展路径研究[J].体育科技文献通报,2023,31（01）: 104-107.

124

视防控体医融合治理的纵向通渠,从而在更宽泛的视域中进一步升华和提炼青少年近视防控体医融合治理制度设置的历史性逻辑,为健康中国在更好的发展背景与发展空间中,为青少年近视防控体医融合发展提供借鉴,在体育体制充分改革与医疗体制全面化改革的背景下,利用一系列可得到的增加社会各级力量参与服务全民视觉健康的力量,建立起体育界与医疗界的融合之道。

长期以来,政府的导向主要侧重于对全民健康需求呈现更多关注度的需求侧的发展,即以民众视觉健康总需求的各项提高作为推行体医融合治理的主要目标。政府通过设定有效的货币政策对市场进行医疗健康投入方面的实际干预。目前涉及青少年近视防控体医融合治理相关工作的发展还处于方兴未艾的初步发展期,所有的治理方式和治理路径都还处在"摸着石头过河"的状态,一切治理措施能否有成效都还是未知数,涉及体医融合治理的近视防控工作在推进过程中需要面对的一系列相关问题较为复杂与棘手,在这个复杂且困难的过程中,政府应该努力扮演好引导者的角色,主要致力于对近视防控体医融合治理相关的市场引导并且在各个层面、各个维度上减少政府对近视防控相关资源的直接有效配置。作为拥有众多资源的资源管理者,政府部门理应将市场配置相关的涉及近视防控体医融合治理的资源归还给市场。另外,一些社会组织在长期的发展规划过程中,在推行青少年近视防控体医融合治理时缺乏非常重要的独立性和自主性。归根结底,与这一缺失存在重大关联性的原因在于以下两方面:一是在治理语境下的社会治理改革的新旧环境仍然存在深刻的鸿沟与差异,两者截然不同;二是体育组织在公共性与政治性之间不断摇摆,致使制度改革有待进一步深入体制。

体医融合在制度上还是"两种模式"的状态,即体育行政部门由国家体育总局主导全民健身发展,医疗卫生部门由卫生健康委负责承担健康促进工作,它们各自为政。因此,青少年近视防控体医融合治理存在于这种治理背景下,体育与医疗卫生部门受制于传统观念和阶段发展的局限,加之民众的思维方式的封闭性和局限性导致宣传和导向不足,继而全民健身的社会功能被漠视。与青少年近视防控体医融合治理领域相关的系统工程存在严重的滞后问题,多方面、多维度的宣传始终达不到应有的效果,民众对青少年近视防控体医融合治理相关的体育健康促进观念严重欠缺。

在青少年个人层面,与青少年近视防控相关的体医融合治理及其健康理念没有深入人心。体医融合的重要意义在于能充分发挥体育医疗作用,达到更好地提升国民身体素质的目的。而且,随着青少年近视防控体医融合治理相关的健康中国行动的推进,人们也逐渐认识到体育提高身体素质的功效以及相应的实际价值。但不可否认的是,体育相对其他学科而言,在青少年的日常教育过程中仍然处在一定的弱势地位,并且我们不得不承认医疗卫生系统以及相应的医疗卫生部门在涵盖健康相关的产业的过程中,其内在逻辑存在深深的局限性,在很大程度上并没有将体育相关的体医融合相应产业纳入其中,政府出台的青少年近视防控体医融合治理相关政策也不够完善。与体育相关的媒体在宣传和报道青少年近视防控体医融合治理过程中所折射出来的多元价值观,也存在严重的认识不充分、不彻底的问题。相关研究表明,过往的学者通过对体医融合青少年近视防控治理历史嬗变的有关逻辑梳理发现,从体育与医学进行初步结合到体医在全方位实现深度融合的过程中,体医融合治理在针对青少年近视防控这一事件时,其服务内容较为单一,并没有充分发挥出体育与医学深度融合进而呈现出其应有的价值所在。

因此,需要重新审视"体元素"与"医元素"在青少年近视防控体医融合治理过程所涉及的一系列青少年近视防控实际推进过程中的服务质量问题。

鉴于此,目前浙江省和福建省的青少年近视防控体医融合治理制度尚有诸多方面未达到国家体医融合治理发展的标准,无论是在体医部门的深度融合方面,还是在各治理主体共同参与发挥合力方面,都远远没有达到国际上对于体医融合制度设置的基本要求。因此,在实际的青少年近视防控体医融合治理层面,存在制度设置不合理问题。

5.2.5 责任分配体系不健全

在浙江省和福建省全面推行青少年近视防控体医融合治理的过程中,造成部分地区青少年近视率始终居高不下、部分地区青少年近视防控体医融合治理进展不顺利、部分地区的学校和家庭对于近视防控体医融合治理理念的不重视、部分地区相关治理主体对于近视防控体医融合治理责任的相互推诿、部分地区面对近视防控体医融合治理产生的无力感、部分地区青少年近视防控意识的极度缺乏、部分地区体育部门与医疗卫生部门的协同合作不顺利等问题的原因之一便在于青少年近视防控体医融合治理的责任分配体系不健全。针对责任推诿、利益驱使、矛盾爆发、意识问题、规则缺陷、监管不足等情况,需要建立社会共同出力、政府主要监督、公众参与的青少年近视防控体医融合治理责任分配体系。从宏观层面上来看,在青少年近视防控体医融合治理过程中应当充分加强政府在其中扮演的主导角色和治理核心作用,从各个层次和各个维度上转变与青少年近视防控体医融合治理工作相关的治理理念,完善在青少年近视防控体医融合治理过程中所采用的规章制度,营造一个更加适配于青少年近视防控体育与医学充分融合的社会共创文化,从宏观到微观等各个角度提倡各治理主体在实际治理过程中的治理责任,平衡涉及青少年近视防控体医融合治理过程中的各个利益相关方,党员干部引领,加大资金投入,全社会协作共治青少年近视防控。

从中观层面出发来看,应当全方位加强并提升学校、社会组织的青少年近视防控体医融合治理意识,明确并深化有关的组织机构体系,做好高效的风险评估,建设与青少年近视防控体医融合治理工作相关的医疗卫生人才队伍,促进医疗卫生部门治理青少年近视问题相关的技术升级,进行从近视发作伊始到近视发作过程到近视得到稳定控制的全生命周期管理。从更加微观的层面出发,政府以及相关部门和有关机构应当努力增强青少年个体的近视防控意识和体医融合治理素养。多元主体应努力承担起自己岗位上的责任,通过法治、德治与智治的三合力,建设一个和谐稳定的青少年近视防控体医融合治理社会,构建出合理有效的青少年近视防控体医融合治理责任分配体系。

从社会治理的角度来看,青少年近视防控体医融合治理责任分配体系的不健全关键点在于青少年近视防控体医融合治理过程中的青少年近视防控治理各主体的责任承担风险治理。一方面,在青少年近视防控体医融合治理风险行为所产生的后果中,以行为和责任之间互相产生关联并发生作用的"行为—责任"机制受到许多专家的青睐。事实证明,到目前为止,在所有先前的科研人员共同研讨得出的风险分配模式中,明确规定谁是风险的制造者,谁就承担不利的后果是最为高效的一种治理模式。另一方面,剩余风险的存在意味着所致后果的承担需建立在相应的义务基础之上。结合笔者对青少年近视防控体医融合治理社会各种风险问题成因的分析可知,这些责任分配系统不健全伴随着的风险可能源自个人、家庭、学校、体育部门、医疗卫生部门、社会组织和政府等,所以这些主体都有义务承担风险治理责任,共同防范和应对青少年近视防控体医融合治理过程中带来的风险。由于各主体的地位、作用和责任并不都是同等的,因此在现在的青少年近视防控体医融合治理过程中必须要建立一个健全的青少年近视防控体医融合治理责任分配体系。

然而结合笔者的实地调研和走访的结果探知,目前浙江省和福建省针对青少年近视防控体医融合治理的各治理主体责任分配体系始终处在不健全的状态。针对该状态,尝试以多元主体为中心构建合理有效的治理理念以及与实际治理过程相互结合的人本主义治理青少年近视防控的理念或许是最为有效的方式之一。当今社会青少年近视防控体医融合治理的责任分担风险治理应该牢固树立实际有效的治理理念,在国家对于青少年近视率防控文件的引领下,结合人工智能等新技术,充分发挥多元主体的积极性和主观能动性。要压实与青少年近视防控体医融合治理相关的各治理主体的责任,决不能让互联网成为误导青少年获取近视防控相关知识的平台;要加强互联网行业的自律,调动各治理主体的积极性,动员各方面力量参与青少年近视防控体医融合治理。也就是说,要依靠学校、体育部门、医疗卫生部门和社会组织等主体进行贯彻落实,动员个人和家庭共同配合,建立政府主导、社会协同、青少年参与的近视防控体医融合社会治理体制。

青少年近视防控体医融合治理中责任分配体系的完善还应该坚持人本主义理念。目前,越来越流行的"近视防控数据结果观测近视防控体医融合治理成效"是以计算为中心的。在当今大数据、云计算的时代,人们进行决策时会高度依赖算法。智能设备的运用在某种程度上会使人类的许多能力因为长时间不使用而发生严重的退化,也使得近视防控体医融合治理这一行为变得愈加失去了对青少年本身关怀的人文温度。假如我们把青少年近视防控体医融合治理过程中的各项决策交给算法,不仅无法构建起完善的各治理主体间的责任分配体系,更可能会导致整个青少年近视防控体医融合治理以失败告终。如果把青少年近视防控体医融合治理过程中的责任分配等各项决策变成一种枯燥的重复性和机械性思维,则治理主体可能丧失对于青少年近视防控体医融合治理的直觉、情感、经验判断以及丰富的想象力。把自己的近视防控体医融合治理判断近乎完全交给没有任何人文情感和人文关怀的参数等,原本的近视防控体医融合治理就会被技术牢牢奴役。

当青少年近视防控体医融合治理的责任分配变得足够复杂的时候,既需要各治理主体寻找机会,协商新的治理责任分配模式,更需要各治理主体形成伙伴意识,共同应对青少年近视防控体医融合治理过程中遇到的种种挑战。面对复杂多变的青少年近视防控体医融合治理任务,我们要进一步牢固树立建立完善的青少年近视防控体医融合治理责任分配体系是协助各治理主体参与治理的一种高级有效的可使用化工具的意识,始终坚持各治理主体在治理过程中关爱每一个青少年,试图提升每一个青少年近视防控意识的人本与人文主义理念,保持时刻警觉的近视防控风险意识,提防部分治理主体过度依赖近视率统计工具而忽视了治理本身的价值和意义。为此,要消弭有关近视防控体医融合治理的风险知识鸿沟,增强研究判断、时刻预防和有效识别潜在风险的能力。

要处理好青少年近视防控体医融合相关数据治理中的各治理主体责任分配体系的构建关系。在当今的数字社会,青少年近视率信息化记录和治理过程数字化记录时刻都在发生,每个参与青少年近视防控体医融合治理的治理主体在实际处理青少年近视率相关的统计数据时产生的反馈信息都可能被当前各个组织和机构进行滥用,从而造成各治理主体间近视防控体医融合治理责任分配体系的混乱。在青少年近视防控体医融合治理相关的近视发生率风险治理实践评估中,不排除与近视防控体医融合治理相关的监管机构和一系列与近视率相关的机构在实际的数据获取、数据改进和数据利用过程中,出现对于青少年近视防控体医融合治理的相关信息认知不足进而导致自身责任认知不足行为的发生。这种情况下的青少年近视防控体医融合治理责任分配体系的构建能够正确处理近视防控与体医融合在数据治理层面的责任分配间的关系。青少年近视防控体医融合治理中的各治理主体责任分配体系是建立在信任基础上的重要纽带,也是基于这种信任,才能将现如今不完善、不健全的青少年近视防控体医融合治理责任分配体系真正落到实处。

青少年近视防控体医融合治理过程中各治理主体责任分配体系的全方位构建始终需要发挥出政府的主导和核心作用。一方面,政府应建立相应的制度体系;另一方面,政府要从诚信文化、道德素养等根源上消除制造责任分配不健全的风险的隐患。完善青少年近视防控体医融合治理相关责任分配不健全风险防护制度现代化的治理是法治。要推动依法管治理、依法办防控、依法促融合,确保各治理主体在青少年近视防控体医融合治理的责任分配风险共担轨道上健康运行。《综合防控儿童青少年近视实施方案》中规定,国家制定并不断完善儿童青少年近视防控相关的责任分配体系,建立和完善儿童青少年近视防控责任分配标准,支持体育部门、医疗卫生研究机构、高等学校、家庭等相关社会组织参与青少年近视防控体医融合治理相关法规的制定。

结合笔者对浙江省和福建省的实地调研和走访发现,政府要引导近视防控体医融合治理相关主体组织加强主体自律。要严格落实青少年近视防控体医融合治理安全工作责任制,在经过严格的安全责任分配和协调沟通之后方可实际投入实践,确保青少年近视防控体医融合治理能高效和稳定推行。要将青少年近视防控体医融合治理工作纳入考核的指标。同时,要建立青少年近视防控体医融合治理考核监督制度,营造青少年近视防控体医融合治理氛围。误导青少年进行错误的近视防控、实施视觉健康虚假诊断的欺诈行为、破坏青少年近视防控体医融合治理的有效推行等,都是不正确乃至违法的行为。在全社会共同防控青少年近视率的过程中,营造社会各界共同关注青少年视觉健康的和谐氛围至关重要,身处网络虚拟环境下的青少年们会接收网络上的各类信息,进而受到影响。要在风清气正的网络宣传近视防控环境下更好地在实际的学习生活中落实自身的近视防控,进而构筑起合理有效的治理主体责任分配体系。

总体而言,当前不健全的青少年近视防控体医融合治理责任分配体系亟须改变,落实到具体的治理主体上,政府要加强青少年近视防控相关的正面宣传,旗帜鲜明地坚持正确的近视防控方向、近视防控舆论导向、近视防控价值取向,推进网上宣传近视防控以及保护青少年视觉健康的相关理念、内容、形式、方法、手段等创新,把握好时效,构建线上、线下同心圆,更好地凝聚社会共同防控青少年近视与采用体医融合治理的共识。要弘扬近视防控、体医融合、视觉健康的核心理念,在全社会倡导和营造青少年近视防控体医融合治理氛围。倡导将提升青少年自身参与近视防控体医融合治理的素养作为当前近视防控治理主体责任分配体系完善化的一个直接后果,责任分配的不完善主要在于各治理主体没有共同建立起防控青少年近视的共识,各治理主体往往各行其是,在自己的逻辑认知范围内实行自己认可的近视防控体医融合治理方式。此外,具有强大资源的政府也尚未推行有效的机制来完善落实社会上各治理主体的责任分配机制,使得整体上青少年近视防控体医融合治理的"责任分配",都被赋予了"压力分配"的消极认知。总体而言,虽然完善的责任分配机制的出台需要经过一个漫长的时间历程,但若各治理主体间互相达成一定的协议并实施行动却不失为一个有效的方法。

因而,青少年近视防控体医融合治理要靠每一个部门机构、每一所学校、每一个家庭、每一个青少年共同参与协作,从自身做起,坚守视觉健康底线,不做损害眼健康、长时间近距离用眼的有害行为。制定与青少年近视防控体医融合治理责任分配的相关法律也是能够更快更好促进治理主体间责任分配的有效方式之一,法律因其具有外在强制性,能够对责任分配起到直接的外部效果;与此同时,相关体医部门、学校、家庭以及青少年个人应保护好青少年眼健康。面对青少年近视防控体医融合治理过程中各治理主体治理责任分配体系不健全等复杂问题和时代挑战,单凭法律的外在规制是不够的,更加基础的则是面对近视防控体医融合治理时,能够主动去承担责任的自我约束,此类自我约束也是实现青少年近视防控体医融合治理的责任分配体系构建的关键性要素。然而想要做到上述自我约束并不容易。政府要通过青少年近视防控体医融合治理的价值教育,提倡近视防控体医融合治理的合理性及长期性原则,促使青少年个人自觉提升自身呵护眼健康的道德修养,形成理性的用眼习惯,提高抵制电子产品长时间用眼诱惑的能力。

政府要维持安全和谐的青少年近视防控体医融合治理责任分配体系,就需要兼顾各方利益,平衡相关诉求。资源、教育等优势可以提升各治理主体对于青少年近视防控的重视度和免除该区域内近视防控失效继而造成近视率居高不下的风险,如果责任分配不均衡则会招致更多风险。青少年近视防控体医融合治理的责任分配必须实现公平正义,否则,部分弱势治理主体、弱势治理部门将永远是风险的最不利承担者,会进一步激化有关青少年近视防控体医融合治理的社会矛盾。这就要求政府要真正做到"以人为本",妥善处理青少年近视防控体医融合治理的矛盾,消弭青少年近视防控体医融合治理的冲突,缩小各治理主体针对青少年近视防控体医融合治理的差距,从源头上进行青少年近视防控体医融合治理。

加大青少年近视防控体医融合治理责任分配发展,需要政府加大对青少年近视防控体医融合治理责任分配安全体系建设的资金投入。因而,政府部门要把青少年近视防控体医融合治理责任分配所需的经费纳入财政预算。只有具备持续、充足的经费投入,才能保证青少年近视防控体医融合治理责任分配的要求和级别满足青少年近视防控体医融合治理方方面面的安全需要,从而保障青少年近视防控体医融合治理工作的顺利完成。加强各治理主体间的交流、近视防控体医治理经验分享，各省市在青少年近视防控体医融合治理方面均有自己的解决之道，因此不可否认我们要结合各省市的具体情况来研究青少年近视防控体医融合治理。

但是，笔者对浙江省和福建省的实际调查研究发现，青少年近视防控体医融合治理极其需要一个合理且高效的治理主体责任分配体系来完善。因此，面对青少年近视防控体医融合治理所带来的各种风险问题，既要强化本地政府的近视防控责任、拓展各治理主体的近视防控体医融合治理义务，也要加强与青少年近视防控体医融合治理相关机构、组织的广泛合作，携手加强青少年近视防控体医融合治理已经成为一种社会共识。浙江省和福建省政府应当增强"青少年视觉健康命运共同体"意识，在青少年近视防控体医融合治理和相关建设中加强与其余各省份的交流合作，取长补短，真正守好青少年视觉健康的大门。政府、体育部门、医疗卫生部门、学校、家庭以及各类社会组织等治理主体在青少年近视防控体医融合治理中各司其职，在青少年近视防控体医融合治理共同体中不断完善和健全近视防控体医融合治理责任分担体系。

要增强青少年近视防控体医融合治理意识，完善和健全青少年近视防控体医融合治理责任分配体系思想是行动的先导。要切实维护青少年近视防控体医融合治理，就必须首先增强青少年近视防控体医融合治理意识。不仅政府如此，体医部门和学校、家庭以及社会组织等主体也要从国家防控青少年近视率的高度出发，正确认识青少年近视防控体医融合治理安全建设的重要性。学校要开设青少年近视防控体医融合治理教育课程，以案例教学、情景模拟等方式增强学生的近视防控意识，并通过邀请青少年近视防控体医融合治理领域的专家开展相关培训，提高师生的近视防控体医融合治理能力。此外，学校还要通过校园公众号等媒体发声，鼓励学生群体开展有关青少年近视防控的自我教育，如支持建立青少年近视防控体医融合治理宣讲团和呵护视觉健康的学生社团，通过举办爱眼日主题活动、在微信公众号上开展宣传等形式增强学生的近视防控意识。

笔者在实际的走访调查中发现，浙江省部分地区设立青少年近视防控体医融合治理机构，将学校、相关部门、社会组织等机构作为青少年近视防控体医融合治理的主体，并设立相关工作机构，如成立"青少年近视防控体医融合治理领导小组"，一般由单位负责人任组长、分管领导任副组长、各主要职能部门负责人任组员。领导小组负责单位整体的青少年近视防控体医融合治理监督和管理工作。有条件的单位还可设立专门的青少年近视防控体医融合治理办公室,作为青少年近视防控体医融合治理工作的具体职能部门。建设青少年近视防控体医融合治理人才队伍,体医融合治理人才队伍是建设、运行和维护青少年近视防控体医融合治理的基石。现如今,信息化技术的发展更新极其迅速,将信息化技术运用于青少年近视防控体医融合治理也是能够从另一个维度提升相关治理主体责任分配体系完善化和健全化的有效方式之一,因此青少年近视防控体医融合治理的发展需要学校、体医相关部门和社会组织等主体创新工作机制,通过正向激励,吸引和稳定优秀的信息化专业技术人才队伍加入青少年近视防控体医融合治理中来,并在本单位人才紧缺的情况下聘请外部青少年近视防控体医融合治理机构的专业人才和相关专家进行兼职,壮大青少年近视防控体医融合治理队伍。

学校、体医相关部门和社会组织等机构还要定期开展青少年近视防控体医融合治理相关教育与培训,采取多种方式培养青少年近视防控体医融合治理人才,促进青少年近视防控体医融合治理人才交流,学习国内外青少年近视防控体医融合治理的宝贵经验。要坚持"请进来,走出去",既邀请青少年近视防控体医融合治理领域的专家传经送宝,又选派青少年近视防控体医融合治理相关的人才外出深造,不断提高青少年近视防控体医融合治理队伍的业务水平,并且促进青少年近视防控体医融合治理技术的升级和信息化程度的提高。

各治理主体积极参与,实现青少年近视防控体医融合治理的自治共治是完善青少年近视防控体医融合治理责任分配体系的重要一环。家长要对孩子的健康用眼行为进行教育和引导,让孩子从小养成健康文明爱眼护眼的好习惯,拥有良好的近视防控意识,并掌握一些必要的近视防控技能,唯有如此,才能更好地应对现如今各类治理主体责任分配不健全的现状。

5.2.6 责任落实考核不全面

青少年近视防控体医融合治理的责任落实考核是决定各省市青少年近视防控体医融合治理能够最终实现的重要因素,当前结合笔者对浙江省和福建省的实际青少年近视防控体医融合治理结果来看,无论是政府相关部门抑或是体育部门、医疗卫生部门以及学校、家庭等主体,都存在责任的具体落实考核不足的困境。

例如,福建省福州市的相关部门明文规定了青少年近视防控的责任分配,但在走访实地的学校和家庭过程中,却发现许多青少年仍然长期处于近距离用眼的环境中,但相关部门对其的考核评价并不多甚至没有。而浙江省绍兴市的相关部门也表示,切实可行的近视防控体医融合治理责任落实考核标准尚未确定,许多部门仍然处于"摸着石头过河"的状态。回溯体医融合治理,"体医融合"协同治理是整合体育与卫生系统多主体、多部门资源,发挥体育与卫生系统各自优势,取得协同效应,实现复杂公共健康事务的有效治理方式。阐释我国"体医融合"协同治理的形成逻辑,应遵循"健康中国"国家战略的目标逻辑、满足国家健康治理需要的动因逻辑、引领全生命周期健康服务的实践逻辑。目标逻辑:以助力"健康中国"建设为靶向,是实现"体医融合"协同治理的重要保障,故在实际的治理推行过程中,完成相关治理主体的责任考核至关重要。

《健康管理蓝皮书:中国健康管理与健康产业发展报告》指出,我国慢性病人群在 3 亿左右,慢性病死亡占总死亡人数的比例高达85.3%。"体医融合"可以满足遏制慢性病的需求,"因何而生"的动因是体现问题导向的根本特征,动力机制则是实现"体医融合"的逻辑起点。

而具体落实福建省和浙江省在青少年近视防控体医融合治理过程中的各项责任是通过梳理体育与医疗卫生关系演进的历史脉络,发现"体医融合"是人民应对慢性病治理的渐进式认知。以"体医融合"为人体功能养护手段,改变人们认识中单纯依靠药物对慢性病防治的"天经地义"和"习以为常",树立"大健康"理念,引导人们对卫生价值、卫生类型、卫生方法、卫生手段等要素的密切关注,以增进人的健康为依托,予以综合干预、主动预防,促使其适量运动,逐渐改变药物治疗的高成本和长期服药治疗形成的药物依赖性。将健康关口前移,关注卫生、适量运动、科学健身,实现"体医融合"有效遏制慢性病蔓延的既定目标。

体医融合为促进人的健康拓展了实践空间,而全方位、多维度则意味着健康促进要向健康各行业扩展与延伸。换言之,"健康中国"不能单一依靠医疗,还需要卫生、教育、安全、宣传、财政等多部门协同合作创新驱动,但在具体的责任落实考核层面的工作决定了体医融合治理的最终成果。可见,体医融合治理能满足青少年健康治理现实需要的前提之一便是充分落实各主体的责任考核。

5.3 青少年近视防控体医融合治理分析

5.3.1 青少年近视防控体医融合治理产生的动因分析

近年来,近视已成为世界范围内严重的公共卫生问题。据世界卫生组织报道,目前全世界大约有 16 亿人患有不同程度的近视,其中 2.85 亿人患有严重的视力损伤,3 900 万人为盲人,近视已成为全球范围内导致视力伤残的主要原因。青少年作为祖国的未来和民族的希望,他们正处于眼睛发育的关键时期,这一时期不良的用眼习惯和生活习惯与近视的发生密切相关。随着电脑、智能手机的普及,用眼过度、缺乏体育锻炼、户外运动少等因素,造成青少年近视率居高不下、不断攀升。研究表明,户外运动时间是预防近视的保护因素,增加户外运动时间,尤其是在阳光下运动,是降低青少年近视风险、减缓近视进展的有效策略。[①]因此,将体育中的户外运动与医学中的近视治疗两者交叉融合能很好地改善近视的发生与发展,体育能够起到近视预防作用,医学能够起到近视治疗作用。以预防为主、防治结合,各实施主体协同合作,使得体医融合成为保护青少年眼健康的重要防线。

此外,相关研究表明,预计至 2050 年,全球将有 47.58 亿人近视,约占全球总人口的 49.8%,其中至少 9.38 亿的近视患者可发展为高度近视。2020 年,我国青少年近视率已达 52.7%,初中生和高中生的近视率更是高达 71.1% 和 80.5%。近视不但影响青少年的学习和生活,而且还会增加中年以后白内障、青光眼、近视性黄斑变性和视网膜脱离等多种严重眼部并发症的发生风险,给个人、家庭和社会造成沉重负担。[②]

2018 年 8 月 30 日,教育部等八部门联合发布《综合防控儿童青少

---

① 石一宁,方严.中国儿童青少年近视防控流程的建议——近视防控共识(讨论稿)[J].临床眼科杂志,2014,22(01):25,94.

② 胡诞宁,储仁远,吕帆,等.近视眼学[M].北京:人民卫生出版社,2009:26.

年近视实施方案》,该方案明确指出综合防控的目标,具体分为两个阶段:一是到 2023 年,中国儿童青少年总体近视率在 2018 年的基础上每年降低 0.5% 以上,高发省份每年降低 1% 以上,这将有效控制近视的发生与发展;二是到 2030 年,中国儿童青少年新发近视率显著下降,视力健康水平显著提升,初中生降到 60% 以下,高中生降到 70% 以下,严格控制青少年近视率水平。

在青少年近视防控压力与日俱增的背景下,体医融合治理为其提供了一条明确且高效的路径。

5.3.2 青少年近视防控体医融合治理产生的价值目标分析

在推进青少年近视防控体医融合治理过程中,要以近视防控机制共建、近视防控主体共治和近视防控成果共享为价值目标,创建全民共同参与青少年近视防控工作的社会发展新局面,积极建设人人有责、人人尽责、人人享有的近视防控体医融合治理体系,以此推进体医融合治理在青少年近视防控领域的落实,同时也能实现近视防控体医融合治理高质量发展的行动逻辑。从行为学视角分析,体医融合是多元主体相互关联、相互影响的集合体,协同创新是多元主体促进体医融合发展的行为方式,促进青少年视觉健康是体医融合治理产生的主要价值目标,在青少年近视防控体医融合治理的全过程中,近视预防、近视治疗与近视后期观测是主要服务手段。

从青少年近视防控体医融合治理的价值层面来看,青少年近视防控体医融合治理的主要价值目标应落实到以"防治"为关键。从青少年近视防控体医融合治理的目标层面来看,青少年近视防控体医融合治理的主要价值目标应突出多元主体服务青少年视觉健康促进的共同责任与公共参与的担当,形成政府主导、体育部门与医疗卫生部门实施、学校与家庭积极参与、青少年个人发挥主观能动性等多元主体协同发展青少年近视防控体医融合治理的联动效应。

从青少年近视防控体医融合治理的未来发展层面来看,体育与医疗融合发展呈现"接纳—嵌入—结合—拓展—融合—共生"的行为动态演变,简单相加到深度融合的行为发展形态,通过战略联盟、资源联享、科技联兴、产业联链,有机破除"融而不合""纳而不入"的青少年近视防控体医融合治理发展困局。培育青少年视觉健康防护的新业态、新产业,是青少年近视防控体医融合治理高质量发展的空间逻辑的正确认识。处理好政府、体育部门、医疗卫生部门、学校、家庭和青少年个人之间的动态协作关系是实现体医融合高质量发展的强大引擎。

相关研究表明,目前公共健康产业已经成为全球最大产业之一。2020 年我国大健康行业市场规模虽突破 8 万亿元,但与发达国家相比仍存在很大的差距与发展空间。视觉健康产业作为公共健康产业的重要组成部分,青少年视觉健康自然越来越受到全社会的关注,随着近视率的居高不下,如何防控近视成为健康促进和体医融合治理的新兴研究课题。《"健康中国 2030"规划纲要》明确提出要"发展健康服务的新业态、新产业","十四五"规划更是明确提出,要抓住推动体医融合产业高质量发展的关键期,将其所涉及的预防、治疗、康复、休闲、养生等多位一体的健康链进行有效推行。

显然,青少年近视防控体医融合治理的产生,是体医融合治理得以在视觉健康领域进行应用的重要创新。建设现代化产业链,实现青少年近视防控体医融合治理的深远目标,在全社会范围内构建人人关注视觉健康,人人促进近视防控工作顺利开展的全新局面。可见,坚持以人民为中心的发展思想,从物本逻辑转向人本逻辑,促进所有人的健康发展,是体医融合高质量发展在效果维度的迫切要求,细化到青少年近视防控这一领域,体医融合治理依然能在其中发挥出重要的基础性作用。

5.3.3 青少年近视防控体医融合治理的政策分析

笔者对福建省和浙江省温州市及绍兴市等城市的近视防控体医融合治理的相关政策进行了梳理,通过比对两地政策的异同及其相关性,分析得出以下结论。

首先,两地的政策都强调了体育与医疗卫生部门之间应做到密切配合,通过医疗卫生部门制定近视防控相关的宣传、普查以及治疗计划,进一步带领其他各主体部门在近视防控体医融合治理领域找到对应的职责所在。例如,温州市的近视防控政策明确规定青少年应该做到定期检查视力与坚持户外体育锻炼双向并举,积极宣传推广预防儿童青少年近视的视力健康科普知识,因地制宜开展视力健康指导和服务。与此同时,绍兴市的《儿童青少年近视防控指南》也明确要求发挥健康管理、公共卫生、眼科相关领域专家的指导作用,借助视力筛查与"阳光体育"政策的推行来共同促进青少年近视防控体医融合治理。

其次,两地的政策都明确了学校和家庭应该在近视防控体医融合治理全过程中发挥其作用。例如,《温州市建设"全国儿童青少年视力健康管理先行示范区"工作方案(2021—2025年)》中明确规定家长应掌握孩子的眼睛发育和视力健康状况,学校应坚持实施眼保健操等一系列护眼措施、严格落实国家体育与健康课程标准、确保中小学生在校时每天1小时以上户外活动时间。

最后,两地的政策都关注到了青少年个人作为自身视觉健康的第一责任人需要做到的职责,如温州市出台了《温州市儿童青少年"明眸皓齿"工程实施方案》,明确了青少年个人务必时刻关注自己的视觉健康状态,当发生视物不清与眯眼时,要及时寻求学校老师和家长的帮助。绍兴市出台了《绍兴市儿童青少年"明眸亮睛"工程实施方案》,明确了青少年个人要积极参加户外体育锻炼,并且发挥自身主观能动性,去学习和掌握与近视防控相关的知识,以此来减缓近视的发生与发展。

5.3.4 青少年近视防控体医融合治理产生的环境分析

如图5-1所示,青少年近视防控体医融合治理产生的环境主要仰赖体育部门和医疗卫生部门对于健康中国战略的执行。在健康中国战略执行的大背景下,体育部门和医疗卫生部门以身体实践为依托,以健康促进为目的,共同营造促进青少年近视防控体医融合治理的大环境。在家庭治理中,做到微观执行的环境;在政府治理中,做到宏观引领的环境;在个人治理和学校治理层面,更是努力做到你中有我、我中有你、各司其职、各尽其能。

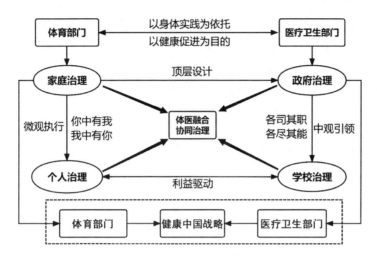

图 5-1　青少年近视防控体医融合治理产生环境分析

不可忽略的是,国土、住建等部门对体育场地设施建设的支持政策;教育、团中央等部门对学生体育健康促进的强化政策;财政、税务等部门对健身市场的税费优惠及市场引导政策;医疗保障部门关于医保卡个人账户资金用于购买健身消费的合法性规定;等等。这些协同性工作需要从国家层面设计体医融合的组织机构,建议成立以国家发展改革委、卫健委、体育、土地、教育、团委、财政、税务、人力等职能部门为主体的跨界协同机构,通过立法、政策、政令等手段进行统筹、合作及信息联动,统领地方(省级)部门间的协同。基于此,青少年近视防控体医融合治理的环境便应运而生。

5.3.5 青少年近视防控体医融合治理的目标人群分析

青少年近视防控体医融合治理的目标人群主要是有着视觉健康方面强烈需求的青少年,主要包括未近视青少年、未近视眼疲劳青少年以及近视青少年等人群,此类目标人群处于生长发育的关键期,视力变化迅速。

对于该类目标人群的防控主要集中于政府部门,应加强落实目标人群的主体责任,构建青少年近视防控体医融合治理体系。体育部门应加强对该类目标人群的体育相关政策的推进改革、加大投入。医疗卫生部门应对该类目标人群开展近视宣讲以及视光诊疗。而对于该类目标人群自身而言,未近视青少年应努力加强护眼相关知识的学习、定期做好户外运动。未近视眼疲劳青少年应努力减轻自身的用眼负担并加强自身的体育锻炼。而对于已近视的青少年而言,重视自身的近视防控以及呼吁家长和学校加强对其的近视预防是重中之重,这样能够很好地实现已近视青少年的近视防控。(如图 5-2)

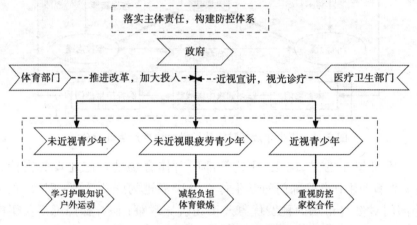

图 5-2　青少年近视防控体医融合治理的目标人群分析

5.3.6 青少年近视防控体医融合治理产生的效果分析

青少年近视防控体医融合治理产生的效果主要集中于实现了政府主导、体育管理、体育服务、卫生管理、医疗服务、社会自治以及青少年个人近视防控意识的提升。在充分动员了政府、体育部门、医疗卫生部门以及青少年个人的基础上,进一步在家庭教育和学校教育中完成了相应的近视防控体医融合治理机制的构建,能够在第一时间动员家庭与学校的各方力量,实现青少年近视防控体医融合治理的家校联合,与此同时,所构建出的近视防控体医融合机制、近视防控环境共创机制以及近视防控政策协同机制能够在实际的青少年近视防控体医融合治理过程中最大限度地发挥其作用,各种机制之间有效配合,完成从青少年个人至家庭环境、学校环境、政策环境、文化环境乃至整个社会大环境的有效治理,从近视防控措施、近视防控政策以及近视防控意识等多层面、多维度实现近视防控体医融合治理的有效呈现,从整体上达到近视防控体医融合治理被更多省份和城市所接受并予以推广。(如图 5-3)

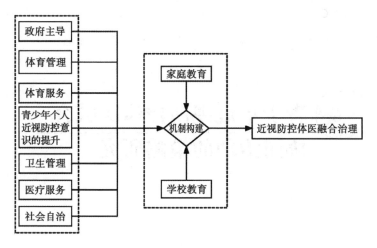

图 5-3   青少年近视防控体医融合治理产生的效果分析

6 青少年近视防控体医融合协同治理的策略研究

6.1　青少年近视防控体医融合协同治理的主体识别

　　通过实地调研获取的一手资料,结合健康促进理论和协同治理理论得出治理主体的识别逻辑,进而对青少年近视防控体医融合治理主体进行全面识别,对所识别主体的具体定位、责任归属等方面进行界定,完成多主体识别,明确各主体的具体责任,为制定清晰、明确又可行的体医融合治理路径打好扎实基础。

　　因为青少年近视防控体医融合治理需要一个主导性力量来加以引导,如图 6-1 所示,所以识别政府部门为其主导主体,以强有力的行政手段和社会号召力来加强近视防控政策与文件的发布和落实。因为近视的发生与青少年的视觉环境息息相关,良好的用眼环境能降低近视率,所以识别家庭与学校为治理主体,主要通过为青少年营造在家庭和学校中均舒适的用眼环境从而实现近视防控。因为有效的近视防控和体医相关政策能够引领青少年加强体育锻炼并且提升爱眼护眼意识,所以识别体育部门和医疗卫生部门为治理主体,依据相关政策来增强近视防控,因为教师对学生在视觉健康方面的教育能够有效提升青少年个人近视防控意识,所以将教师因素作为近视防控体医融合的重要因素考虑在内。因为青少年个人是自身视觉健康的第一责任人,所以识别青少年个人为治理主体。所识别各主体的具体内容如图 6-2 所示。

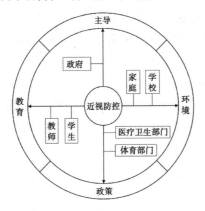

图 6-1　青少年近视防控体医融合治理主体识别逻辑

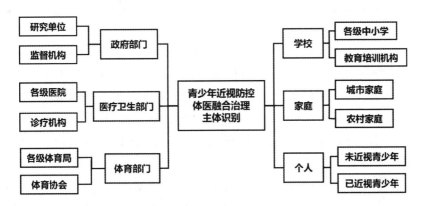

图 6-2　青少年近视防控体医融合治理主体识别

政府部门为主导主体,各类由政府部门牵头成立的青少年近视防控体医融合研究单位、体医融合治理成效监督机构都是政府主导主体的体现。政府部门在权衡各方主体参与体医融合治理过程中起着无可替代的重要作用,[①]以政府为主导,推动青少年近视防控体医融合治理,符合全面建成健康中国的时代要求。该主体的工作应从以下几方面出发。

一是改变其传统的管理模式,由封闭管理的单一模式转向协同治理的多元化模式,通过颁布政策、方案、文件等方式,从治理伊始便主导其整个治理体系,构筑多主体在责权分配和秩序合作方面的权衡结构,激励、引导和约束体育部门、医疗卫生部门、学校、家庭等各主体统筹推进

---

① 薛欣,徐福振,郭建军.我国体医融合推行现状及政策问题确认研究[J].体育学研究,2021,35(01):20-28.

青少年近视防控体医融合治理。[①]

二是明确政府为主导主体的监督责任,家庭、学校等主体在实际推行近视防控相关政策过程中存在偏离体医融合治理模式的多种可能,而偏离的代价便是造成近视防控工作收效甚微、事倍功半,所以政府的主导责任中理应包含对各治理主体的监督责任,通过监督跨领域的各主体间的体医融合治理成效,对未明确落实自身责任的治理主体进行相关的制度约束,使其围绕近视防控体医融合的总目标充分落实各主体的具体责任,再对各主体具体开展近视防控工作的责任分配进行程序审查和监督管理,明确惩戒措施。

三是确定政府主导主体的激励责任,设定公平的奖励机制,充分考量各主体在近视防控中的付出与收益,权衡各主体间的合理权责,确保各治理主体能够得到公正对待,对表现突出的治理主体进行鼓励表彰,对表现落后的治理主体进行警示告诫。

体育部门为引领主体。体育部门的机构组织主要分为国家级、省市级、县区级的体育局,各类地方体育组织、体育运动协会等机构是其重要组成部分。[②]体育部门在协同配合体医融合治理过程中必须明晰其主要责任是推动各项青少年体育锻炼政策与措施在中小学顺利开展,加强体育部门与其他各主体间融合发展的能力,寻求以责任共担的协同治理模式实现青少年近视防控体医融合治理。[③]

此外,体育部门应加强运用政令、法规等政策手段,引导和培育现有青少年体育相关组织的实体化运作,承担青少年"阳光体育"推行服务工作,并在青少年视觉健康技能培训、运动促进眼部健康服务以及青少年科学健康用眼方面进一步落实自身责任。[④]

健康中国战略背景下,体医融合治理成为体育部门针对健康促进评价、引领和监督的行为风向标。体育部门需要不断加强对体医融合治理的认识与理解,加强与包括医疗卫生部门、政府部门、学校、家庭乃至青少年个人在内的沟通合作,从意识层面,增进对体医融合大趋势的了

---

① 尤传豹,高亮.体医融合[J].体育学研究,2021,35(01):2.
② 董传升,汪毅,郑松波.体育融入大健康:健康中国治理的"双轨并行"战略模式[J].北京体育大学学报,2018,41(02):7-16.
③ 徐晓敏,郝海亭,潘红旗.体医融合综合干预青少年近视眼"五位一体"模式研究[J].福建体育科技,2023,42(01):102-108.
④ 郑博今.株洲市儿童青少年近视现状与体医融合干预研究[D].株州:湖南工业大学,2022.

解,清楚青少年近视防控工作与体医融合治理存在互为依靠、互相助力的关系。从行动层面,与医疗卫生部门展开充分、密切且深入的合作,主要是在人才交流、信息互通、技术共享等方面。以青少年视觉健康为中心,充分调动各类主体间合作、协同的行为,从而有效指导体育部门及其相关机构更好、更快地发展青少年近视防控体医融合治理工作。

医疗卫生部门为监督主体。医疗卫生部门的组织形式主要由各级各类医院以及能够提供医学诊疗服务的相关机构所构成。其具体运作体系包括公共预防卫生服务体系和临床医学诊疗服务体系。[①]公共预防卫生服务体系在青少年近视防控体医融合治理过程中主要涵盖近视预防控制、近视健康教育、视觉健康不良行为监督等医疗服务内容。而临床医学诊疗服务体系在青少年近视防控体医融合治理过程中包括了各类眼视光专科医院在预防就诊青少年近视、增进青少年眼部健康以及开展青少年视觉健康宣教工作方面所起的重要作用。

同时,医疗卫生部门需承担起医疗信息与医疗资源共享的工作,在体育与医疗相融合治理青少年近视防控的过程中,青少年体育锻炼信息、青少年既往视觉健康信息、青少年近视进展信息等都需要医疗卫生部门在进行医学研判后与其余各主体进行共享,加强其余各主体对青少年当前近视现状的基本了解与认识,从而制定精准的医疗医学处方与行之有效的运动健康处方,从医疗干预手段和非医学干预手段两方面出发,共同治理青少年近视防控问题。加强体育与医疗的资源共享,是明晰医疗卫生部门责任的重要组成部分,医疗与体育之间通过技术共享、资源交流、互相学习能够更好地体现出"运动促进健康"的理念,医疗服务打破传统"青少年近视防控与治疗"的惯性思维模式,使其增强与包括体育部门、学校、家庭等在内各主体的协同治理的重要动力源。

学校为视觉健康监督主体。各级各类中小学以及青少年教育培训机构是承担青少年视觉健康监督工作、推进体医融合治理在青少年近视防控工作中顺利开展的重要主体。学校对青少年的用眼习惯、体育锻炼行为有最直接和明显的观察机会,且是青少年日常学习和生活中度过时间最长的场所,故视觉健康监督责任最需要在学校进行落实,学校应加强视力健康管理。建立校领导、班主任、校医、家长代表、学生视力保护

---

① 崔刚,刘阳,李志虹.健康中国视域下绿色锻炼融入"体医融合"大健康产业发展的研究[J].文体用品与科技,2023(03):65-67.

委员和志愿者等学生代表为一体的视力健康管理队伍,明确和细化职责。将近视防控知识融入课堂教学、校园文化和学生日常行为规范。[①]加强医务室(卫生室、校医院、保健室等)的力量,按标准配备校医和必要的药械设备及相关监测检查设备。

此外,学校应明确自身对于改善青少年视觉环境的工作,通过采买符合用眼舒适标准的坐姿矫正器和可调节型课桌椅,为学生提供一个符合视觉卫生的持续性学习环境,充分执行普通中小学青少年视觉健康建设标准,落实教室、图书馆、阅读室等场所的照明和采光要求,积极加大对于有利于青少年视觉健康的设备投入,使学校符合卫生健康照明标准的设备普及率达100%,且根据学生的座位视角、教室采光以及视力发展程度进行相应的座位调整。[②]

家庭为视觉健康干预主体。家庭是青少年接触的第一个小社会,无论是城市家庭还是农村家庭都需要承担起青少年视觉健康的干预和守护工作,因为青少年的成长条件和用眼习惯均受到家庭的深刻影响。因此,青少年所处的家庭环境是承担视觉健康干预的重要主体。

家庭应充分营造良好的视觉健康干预氛围,家长应当了解科学的用眼护眼知识,以身作则,带动和帮助孩子养成良好的用眼习惯,尽可能提供良好的居家视觉环境。[③]同时,还要营造良好的家庭体育运动氛围,积极引导孩子进行户外活动或体育锻炼,使其在家时每天接触户外自然光的时间达60分钟以上。已患近视的孩子应进一步增加户外活动时间,延缓近视发展,家长应鼓励支持孩子参加各种形式的体育活动,督促孩子认真完成寒暑假体育作业,使其掌握1~2项体育运动技能,引导孩子养成终身锻炼的习惯。

青少年个人为防控近视主体。青少年是自身视觉健康的第一责任主体,其近视防控意识和近视防控行为会显著改变青少年近视的发生与发展。无论是已发生近视的青少年还是尚未近视的青少年都需要承担起个人防控近视的责任。对于已经近视的青少年而言,采取体医融合治理的相关措施来防止近视度数的进一步上升是首要任务;对于尚未近

---

① 韩重阳,向珩,马栋栋."健康中国"战略背景下"体医融合"发展路径研究[J].体育科技文献通报,2023,31(01):104-107.

② 徐晓敏,郝海亭,潘红旗.体医融合综合干预青少年近视眼"五位一体"模式研究[J].福建体育科技,2023,42(01):102-108.

③ 张文亮,杨金田,张英建,等."体医融合"背景下体育健康综合体的建设[J].体育学刊,2018,25(06):60-67.

视的青少年来说,应尽可能学习更多的近视防控知识来避免近视是当务之急。

6.2 青少年近视防控体医融合协同治理的各主体责任

多元主体能够进行有效协同治理的重要前提便是明晰各主体的责任。首先,在体育部门方面,体育部门传统的管理模式是单一行政组织推进模式,这就使得体育部门在协同配合体医融合治理过程中必须明晰其主要责任是推动各项青少年体育锻炼政策与措施在中小学顺利开展,加强体育部门与其他各主体间融合发展的能力,寻求以责任共担的协同治理模式实现青少年近视防控体医融合治理。[①]

面对新时代发展背景下,青少年视觉健康需求侧的不断升级与优化,作为体育健康供给侧的体育部门进行责任明确分担与责任分配改革是燃眉之急,《"健康中国 2030"规划纲要》明确指出,体育相关部门应积极促进健身休闲与健康相关的产业融合,以健康新模式、健康新理念和健康新产业的责任意识共同参与民健康促进事业。青少年近视防控作为全民健康促进事业的重要组成部分,其健康战略意义重大,体育部门应加强运用政令、法规等政策手段,引导现有青少年体育相关组织的实体化运作,承担青少年"阳光体育"推行服务工作,并在青少年视觉健康技能培训、运动促进眼部健康服务以及青少年科学健康用眼方面进一步落实自身责任。[②]

政府部门在青少年近视防控体医融合治理中扮演着重要角色,多元主体能够协同治理从而实现体医融合治理成果与政府部门的主导责任存在密切关系。[③]

---

① 徐晓敏,郝海亭,潘红旗.体医融合综合干预青少年近视眼"五位一体"模式研究 [J].福建体育科技,2023,42(01):102-108.
② 郑博今.株洲市儿童青少年近视现状与体医融合干预研究 [D].株州:湖南工业大学,2022.
③ 曹磊,葛新."体医"融合视域下我国健康教育融入学校体育的路径 [J].体育学刊,2022,29(04):126-130.

学校应明确强化眼健康与户外体育锻炼的责任,中小学校应严格要求全体学生每日完成上、下午各一次的眼保健操任务,宣教正确的眼保健操流程并严格执行。在正确的写字姿势和坐姿方面,也要设置正确的标准,监督和纠正学生的不良读写姿势,提醒学生遵守"一尺、一拳、一寸"的要求。强化体育课和课外锻炼,确保中小学生在校时能够拥有每天1小时以上的体育活动时间,将国家体育与健康课程标准进行严格落实,每天安排30分钟的大课间体育活动,以动静结合、视远与视近相交替的方式,有序组织学生进行远眺和户外活动,防止学生因长时间近距离用眼而出现视觉疲劳。

家庭应明晰青少年近视早发现早预防的责任,改变"重治轻防"的观念,经常关注家庭室内照明状况,注重培养孩子的良好用眼卫生习惯。[①] 掌握孩子的眼睛发育和视力健康状况,随时关注孩子的视力异常迹象,了解到孩子出现需要坐到教室前排才能看清黑板、看电视时凑近屏幕、抱怨头痛或眼睛疲劳、经常揉眼睛等迹象时,及时带其到眼科医疗机构检查。遵从医嘱进行科学的干预和近视矫治,尽量在眼科医疗机构验光,避免不正确的矫治方法导致近视程度加重。

青少年个人应明晰守护自身健康与及时了解近视防控责任。近视防控,青少年是自身视觉健康的第一责任人。

重点围绕青少年眼部健康与近视防控,加大近视防控体医融合治理模式投入与构建,将焦点转向政府主导并引领家庭、学校营造良好的用眼环境,医疗卫生部门和体育部门推行有效近视防控政策,教师在学生教育中增加近视防控相关知识,以各主体协同治理近视防控为重心,全方位统筹教育、政策、环境等要素,同时注重以政府为主导性主体。注重以包括政府在内的教师、学生、医疗卫生部门、体育部门以及家庭和学校等多元主体,发挥其各自应有的作用和价值,满足提升治理主体多元化的需求。通过营造环境、颁布政策、落实教育、加强激励的系统性等,从全社会协同治理的角度,强化青少年个人近视防控意识。

近年来,我国体育事业不断蓬勃发展,学校体育工作不断持续改进。鉴于此,为有效延缓青少年近视率不断上升的趋势,全力推进青少年视觉健康事业发展,我国不断深化体医融合治理策略,浙江省作为经

---

① 董传升,汪毅,郑松波.体育融入大健康:健康中国治理的"双轨并行"战略模式[J].北京体育大学学报,2018,41(02):7-16.

济较为发达省份,更是积极响应体医融合政策,努力构建体医融合治理模式,并将其应用于青少年近视的预防与控制,不过虽然在宏观层面为体医融合提供了政策指引,但政府经费投入仍存在重医疗、轻体育的倾向。[①]

随着全民健康时代的到来,青少年视觉健康意识已然提升,相应的健康理念也逐渐由医疗手段转向非医疗手段,浙江省应完善落实体医融合治理模式,加强青少年近视防控。但不可否认,政府、医疗卫生部门、体育部门仍存在一定程度上各自为政的问题,政府缺乏对医疗卫生部门和体育部门的主导性、督导性检查,难以合力"做大事"。[②]

通过体医融合治理来防控青少年近视,离不开各领域、各部门的协调与配合,更应落实多元主体责任共担,在各主体充分履行各自责任的情况下实现整体治理进程的推进。

首先,政府承担主导责任。政府应加强组织领导,各级政府部门要高度重视青少年近视防控相关工作,强化落实责任,形成多方联动的青少年近视防控体医融合治理机制,将其作为健康中国建设的重点工作统筹推进,加强与医疗、体育、教育、财政等部门的沟通协作,形成政策合力,保障工作取得成效。定期监测评估工作进展,及时研究解决相关问题,同时加快修订相应政策,综合开展青少年近视防控试点相关工作。

其次,体育部门承担引领责任。体育部门应加强对学校的风向引领,严格实行国家课程标准,确保相关政策在学校扎实推行,落实学生每天锻炼 1 小时,体育与健康课程顺利开展,体育教师要加强青少年体质训练。

再次,医疗卫生部门承担对青少年的视力监督责任。健全青少年视力健康检测制度,定期检测青少年视力健康情况,将青少年视力健康状况纳入学校评估和评优指标,对学生视力健康状况不达标的学校勒令限期整改。

最后,家庭、学校与青少年个人承担相应责任。家庭是社会的基本单位,家长是青少年的第一任老师,家庭环境不仅会影响孩子的视力健康水平,还能在一定程度上改变孩子的性格与行为举止,在青少年成长

① 卢文云,王志华,陈佩杰.健康中国与体育强国建设背景下深化体医融合研究的思考[J].上海体育学院学报,2021,45(01):40-50.
② 张文亮,杨金田,张英建,等."体医融合"背景下体育健康综合体的建设[J].体育学刊,2018,25(06):60-67.

过程中发挥出独一无二的作用。父母积极参与户外活动和家庭周边良性的体育锻炼环境会直接或间接影响青少年的户外活动参与度。因此，家庭应承担起近视防控体医融合的重要责任，促使青少年养成户外运动的习惯，进而有效实现青少年近视防控。青少年个人近视防控意识的提升与学校对学生进行近视防控相关知识教育存在正相关，学校与青少年各自承担起治理主体责任对形成重视视力健康保护的校园氛围有更多助力。（图6-3）

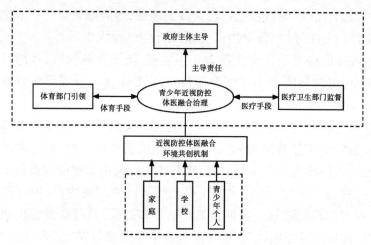

图6-3 青少年近视防控体医融合治理主体责任图

6.3 青少年近视防控体医融合治理的路径安排

6.3.1 多主体协同路径

如图6-4所示，多主体协同路径，综合考虑近视防控体医融合治理主体，尤其注重体育部门与医疗卫生部门，充分发挥二者合力，融合二者优点，提高治理主体间的协同性。

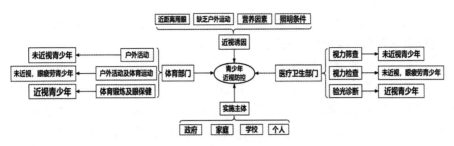

图 6-4　青少年近视防控体医融合治理——多主体协同路径

已有研究表明,近视诱因主要包括近距离长时间用眼、缺乏户外运动、眼健康营养因素以及照明条件等,故体育部门需着力制定户外运动相关政策,通过针对不同视力状态的青少年提供不同的运动建议,从而有效预防青少年近视的发生与发展。

医疗卫生部门应积极开展视力筛查、视力医学检查以及验光诊断等医学手段,针对不同视力状态的青少年开设对应检查。结合浙江省近视防控相关政策在落实的过程中,存在体育部门与医疗卫生部门间沟通不足、协同性不强,故而无法实现体医融合治理的现状,该路径详细分析了体育部门和医疗卫生部门各自的特点,针对未近视、未近视眼疲劳以及近视青少年提出相应近视防控措施,在充分考虑近视诱因的基础上,对不同类型的青少年进行体育手段和医学手段上的近视防控,明确治理主体的具体责任,落实近视防控。

多主体协同要求各主体都能结合自身优势,发挥青少年近视防控体医融合治理的作用,[①]政府应着力于政策、规划的制定,并依法加强协调与管理,以强大的执行力和控制力来指导和规范近视防控体医融合治理的进程,出台相关文件为青少年近视防控体医融合治理提供政策支持和指导。

纵观相关文件可以发现,目前的政策文件以宏观大政方针居多,具体的实行措施、方法则相对不足,亦缺少明确的防控指标、考核方法以及奖惩机制,[②]这些都导致了近视防控体医融合治理主体行为的不规范、实施效果不佳。那么对于上述情况,政府应加强更为切实、有效的近视防控体医融合治理的制度构建,充分倾听来自各治理主体的声音,并

① 杨京钟,仇军,冯晓露,等.体医融合协同创新:内在逻辑、发展战略与优化路径[J].武汉体育学院学报,2022,56(11):22-29,53.
② 马国栋,刘艳环,高博,等.体医融合:概念、融合路径及保障机制[J].成都体育学院学报,2023,49(01):97-103.

通过调查研究切实了解目前的近视防控体医融合治理现状,从而保证相关政策规范的科学性与完善性。

家庭与学校必须做好信息交互与资源共享,加强合作。家庭作为青少年重要的教育场所,在家庭中养成的良好用眼习惯能够与学校教育相辅相成,共同起到促进学生视觉健康发展的作用,家长尤其应当重视青少年视力健康,及时预防和控制近视的发生与发展,增加青少年户外运动和锻炼,营造良好的家庭体育运动氛围,积极引导青少年进行户外运动与体育锻炼。学校应制定具体的近视防控规章制度并开足开齐体育课,引导学生合理使用电子产品、敦促学生养成爱眼护眼和均衡膳食的习惯,建立班级学生视觉健康工作常态化监督考核制度。对个人而言,应认真学习护眼知识、参与户外运动并杜绝长时间近距离用眼,养成良好的用眼习惯。

多主体协同路径通过充分调动体育、医疗卫生部门及政府、学校、家庭、个人等治理主体协同合作,来实现青少年近视防控体医融合治理。

6.3.2 政府主导型路径

近视防控相关政策在落实的过程中,由于信息不对称、部分主体执行力较低,存在工作懈怠以及各主体之间缺乏有力的统筹规划等原因,导致政策的具体实施遇到困难和瓶颈,故而借助政府主导路径。本路径以"落实主体责任,构建防控体系"为主旨,下设个人、学校、家庭、医疗卫生部门以及体育部门等5个近视防控主体。(图6-5)

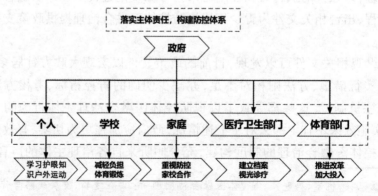

图6-5 青少年近视防控体医融合治理——政府主导型路径

由政府进行近视防控体医融合治理工作的具体分配,落实主体责任,构建防控体系来有效解决因信息、执行力、工作懈怠和缺乏统筹规划导致的次生问题,是完善治理主体责任制的重要保障。[①]

此外,本路径将政府放在核心领导地位,即增设了主导性主体,给各个防控主体增加了向心力和凝聚力,各主体间可以通过政府这一关键连接点进行信息交互与资源共享,[②]可以有效明确治理主体的具体责任,如医院新发布的近视防控知识可以借助政府官方渠道进行宣传,让个人、学校、家庭在第一时间得知最新的医学知识,加快信息传播的速度和效率,从而提高青少年近视防控重视度。

本路径借助政府强大的号召力和执行力,可以在第一时间将各主体的具体责任进行有效划分并统筹规划,提升治理主体责任分配效率的同时,进一步落实治理主体的责任。

对于体育部门,政府可以通过监督与评估机制,促使其加大对青少年体育健康课程的相关改革;对于医疗卫生部门,政府可以加强近视防控信息的推广渠道,并建议医疗卫生部门做好青少年视力健康档案与视光诊疗工作。

对于家庭,政府可以引导家庭重视青少年近视防控,做好家校合作,形成家校互联,密切关注青少年近视的发生与发展;对于学校,政府可以凭借其强大的执行力与号召力,通过教育部出台相关政策,做好青少年学习减负工作,并在日常的体育课程当中融入"户外运动有效减缓近视"理念,加强青少年体育锻炼,协助近视防控。

对于个人,政府可通过网格化管理方式,鉴于青少年对网络信息关注度较高的特点,针对性发布爱眼护眼、增强户外运动相关信息来增强青少年个人的近视防控意识。

政府主导路径通过政府这一主导性主体,借助其充足的资源与信息传播力,加强政府对其他治理主体额外的控制力,从而更好地落实近视防控体医融合治理。

---

① 何佳莉,韩金勇.利益相关者视阈下体医融合的实施路径研究[J].体育与科学,2022,43(02):114-120.

② 朱双双,郑国华,蒋健保.新发展理念视域下体医融合的路径选择[J].沈阳体育学院学报,2022,41(02):55-62.

6.3.3 个人主动型路径

如图 6-6 所示,个人主动型路径,将家庭及青少年个人放置在关键位置,由其他近视防控主体对其施加影响,家庭是青少年重要的教育场所,在家庭中养成的良好用眼环境能够与学校教育相辅相成,共同起到促进学生视觉健康发展的作用。

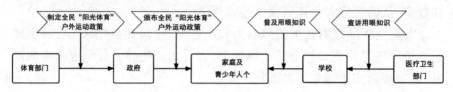

图 6-6 青少年近视防控体医融合治理——个人主动型路径

作为青少年的监护人,家长应该充分认识到近视的危害并主动积极地掌握预防近视的知识与相关技能,主动引导和带领青少年养成良好的用眼习惯,并在家庭内部积极营造和谐有趣的与体育运动相关的家庭氛围,使青少年主动参与到近视防控中去。近视防控,归根结底需要青少年自身的努力,充分发挥青少年的主观能动性,增强青少年个人的近视防控意识,是加强青少年近视防控重视度与实现真正意义上近视防控的关键因素。

结合福建省和浙江省近视防控相关政策落实过程,存在因青少年个人对其不重视,故而收效甚微的情况。鉴于此,本路径将关注焦点放回近视防控的关键主体——青少年个人,通过其余各主体的教育、普及、激励等方式来催化青少年个体的近视防控意识,体医融合治理结合体育部门与医疗卫生部门的优点,由体育部门在政府的监督与帮助下,制定完善有效的全民"阳光体育"户外运动政策,凭借政府的强大信息传播力与行政力度进行颁布与落实,促使青少年个人在社会大环境中感受到户外运动的普及性与必要性,从而在日常生活中养成积极参与户外运动的良好习惯。[①]

由医疗卫生部门通过学校的配合与协助,将健康用眼知识、近视防控策略等通过学校设立的医学讲座等方式进行传播,进一步增强青少年

---

① 魏铭,牛雪松,吴昊.体医融合视域下青少年体态异常防治的现实路径[J].沈阳体育学院学报,2022,41(04):57-63.

个人的近视防控意识,科学护眼,杜绝长时间近距离用眼。认真做眼保健操,了解缓解眼疲劳的相应方法均能有效增强青少年个人治理主体的信念感,青少年主动参与到近视防控体医融合治理中去,能够树立起近视防控的自信心。

结合目前的青少年个人近视防控意识缺失,本路径从两个方面——外部的约束机制与内在的观念引导入手进行改变。[1]

本路径充分完善外部约束机制,从体育部门、医疗卫生部门至政府和学校,在全社会营造近视防控氛围,通过有效监督评估协助,一方面,让体育部门与医疗卫生部门的行为得到更为有效的推进与实施,从而加快青少年近视防控的效率;另一方面,对青少年个人近视防控行为予以学校和家庭的表彰和鼓励,也能激发青少年个人对近视防控的认同感与积极性,进而从主观上接受近视防控理念并完成近视防控的相关要求。

本路径积极加强内部观念引导。目前在近视防控体医融合治理体系中,青少年个人是最为关键的主体,要实现近视防控的目标,首先要改变青少年不正确的近视预防理念。通过体育部门改革体育课程、医疗卫生部门进行近视宣讲以及各种新媒体进行宣传教育,引导青少年对近视防控的重视、对自身近视防控责任的履行。

总之,个人主动路径旨在强化个人近视防控意识,通过其余治理主体对青少年个人施加影响,形成近视防控闭环,潜移默化地增强青少年个人的近视防控意识,从而更好地实现青少年个人近视防控。

6.4 青少年近视防控体医融合协同治理的策略

6.4.1 完善体医融合治理的多元服务主体

在青少年近视防控体医融合治理的道路上,我们要充分发挥体育部门、医疗卫生部门、政府、家庭、学校、青少年个人的作用。单一的治理主体,如医疗卫生部门,无法承担过重的青少年近视防控工作,进而

---

[1] 田学礼,赵修涵.体医融合示范区建设评价指标体系研究[J].成都体育学院学报,2021,47(05):59-64.

导致近视防控力度被削弱，且无法形成以平等、协作为特征的主体间合作。多元主体相互关联、相互影响、协同创新是促进体医融合发展的行为方式。[①]因此，提升治理主体的多元化，充分调动体医融合治理相关主体的积极性和参与度是关键。

6.4.2 提升青少年的参与意识与能力

近视防控意识的提升对实现青少年近视防控体医融合治理具有重要意义，较强的近视防控意识可以有效减缓青少年近视的发生与发展。从体医融合治理视角出发，近视防控意识的提升需要各治理主体对青少年施加影响从而加强青少年学习了解爱眼护眼相关知识，努力养成积极参与户外运动的良好习惯，不长时间近距离用眼，认真做眼保健操，了解缓解眼疲劳的相应方法。加大学校教育以及家庭教育中有关近视防控的相关教育是提升个人近视防控意识的重要环节，通过体育部门制定的体育课程纲要以及医疗卫生部门相关的近视防控文件来进一步加强观念引导，强化青少年个人近视防控意识。此外，由政府和社会通过媒体进行近视防控相关知识的传播，媒体是社会文化传播的重要媒介，青少年是媒体的主要受众群体。各部门应充分发挥媒体的宣传作用，强化爱眼护眼、呵护视力的重要思想，引导青少年加强个人近视防控意识，培养户外运动习惯，从而全面实现近视防控体医融合治理。

6.4.3 培养体育健康指导复合型人才

首先，以青少年近视防控体医融合治理为导向，协同构建体育健康指导复合型人才的培养目标是关键。体育类高校作为体育健康指导型高精尖人才培养高地，应密切结合社会中体医融合治理的相关需求，激发人才队伍活力，应更加注重提升高校对于体育专业理论知识和实践技能的学习，以此来提高对近视防控体医融合治理的深入了解。

其次，近视防控体医融合治理作为一种综合性较强的交叉工程，对应的体育健康指导复合型人才不但需要熟练掌握体育理论知识，还应该

---

① 杨继星，陈家起.体医融合的制约因素分析及路径构建[J].体育文化导刊，2019（04）：18-23.

掌握眼科相关的医学类知识,以此来培养符合青少年近视防控体医融合治理的体育健康指导复合型人才。

再次,高校、政府和用人单位要形成合力,结合各省经济、用人单位需求,增设体医融合类课程,优化师资队伍配置。扎实推进理论课程学习,学好通识教育课程,确保眼界宽阔,夯实体育专业学生的基础课程和专业运动技能,明晰理论知识与专业技能。

最后,拓展专业实践基地,实现人才协同共享,以培养亦体亦医的复合型人才为中心目标,各省市应搭建政府主导、高校参与和用人单位合作的多元协同实践平台。共建校内实训基地,选用"统分结合"的协调机制,以学校为统领,设立体医发展经费,配齐相关仪器设备;学院主管,全面协调实训基地的运行,确保最大限度提高实践平台的使用率;校内专家负责交叉内容的项目研究,实施体医融合训练教学,旨在提升学生的实操能力,以此来更好地促进青少年近视防控体医融合治理。

6.4.4 推广运动处方与科学健身指导

运动处方与科学健身指导是运动处方师、康复医师、教练员、体育教师等,根据患者或者体育参与者的性别、年龄、一般医学检查、运动实验、身体运动素质等综合情况,按照其性别、年龄、健康情况、身体素质、心血管系统、运动参与相关的运动器官,结合个体的主客观情况,用处方的形式制定对患者或者体育参与者选择适合的运动项目内容、运动的时间、运动的频率、运动的强度,并指出其运动中需要注意的事项,以达到有计划、有目的、科学可控地进行康复治疗或者强身健体的目的。[①]

通过运动处方在青少年近视防控体医融合治理过程中的传播与推广,使青少年逐渐掌握运动锻炼的精髓,从而提高青少年体质,增进健康,预防近视的发生。通过有计划性、科学性、目的性和针对性的运动锻炼,以较少的时间、相对较轻的身体负荷,发挥更好的运动效果。运动处方对于青少年持续科学地参与户外体育运动意义重大,运动处方中传递的运动观念、运动习惯背后,是青少年参与运动的逻辑培养,这会给青

---

① 王欣雨.优化我国运动医学学科体系 深化体医融合 [N]. 团结报,2023-03-07 (002).

少年自身提升近视防控意识带来潜移默化的影响①。

有效推广运动处方与科学健身指导,需要通过各种渠道进行巩固强化。

首先,我们需要将青少年运动处方制定、应用与推广的计划安排到青少年学校体育工作内容中,并对具体的推广程度进行相应内容的考核,重视青少年运动处方知识框架的搭建。其次,学校中的体育教师在体育课程中需要加大对运动处方教学相关内容的时间投入。最后,教师应定期对运动处方的内容、构成要素,制定处方的价值与意义进行宣讲、分享与答疑,针对不同学生的具体情况进行分析讲解并形成反馈。

学生作为实践的主体,应该按照老师的要求和个人的具体情况,以不同的形式记录汇报运动处方应用的效果,通过不断增加运动处方的曝光率与良好效果的展示,激励青少年科学、终身体育锻炼的意识培养,润物细无声地影响青少年运动处方的制定与实践。青少年应树立当好个人视觉健康第一责任人的观念,时刻关注自己的视觉健康,当出现问题时,及时寻求学校、家庭以及医疗卫生部门的帮助。相关研究表明,健康是指没有疾病和衰弱,拥有强健的体魄与正常的心灵,以及良好的社会适应能力的一种状态,换言之,我们的健康包括了身体健康、心理健康以及社会适应良好。身体的健康既是健康内容的重要组成部分,也是其他健康内在表达的基石。青少年应该了解自身的生理与心理状况,强化自己是个人视觉健康第一责任人的观念,形成健康锻炼的意识。

6.4.5 构建近视防控体医融合机制

如图 6-7 所示,构建青少年近视防控体医融合治理机制是有效实现浙江省和福建省各个城市有效治理青少年近视防控的重要渠道,现如今"体育 + 医学"作为青少年视觉健康促进领域的一个新趋势,为促进全国的青少年视觉健康提供了新思路。作为健康中国战略当中的一项重要举措,体医融合在政策文件、领导人讲话中频繁地出现。

① 廖小龙.新时代运动处方在高校的推广与应用研究 [J].文体用品与科技,2023,509(04):25-27.

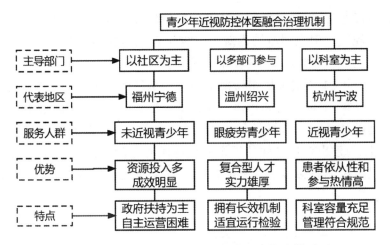

图 6-7 青少年近视防控体医融合机制构建模型图

自 2018 年《综合防控青少年近视实施方案》发布以来,青少年近视防控体医融合相关研究开始出现并逐步应用到实际的各省市青少年近视防控体医融合治理中,近视防控体医融合机制的构建也主要涉及运动处方制定、运动促进身心健康的生物学机制运动干预疾病等领域。

笔者通过对浙江省和福建省近视防控体医融合治理情况的实际调研发现,首先,青少年近视防控体医融合机制尚未完全建立起来,即便运动是良医的理念早在 20 世纪 90 年代便已传入我国,但在实际的青少年近视防控体医融合治理这一过程中,主导部门的关注视域和切入角度是形成近视防控体医融合机制的第一步。实际的近视防控体医融合机制应逐步确立以社区、多主体参与以及科室为主的主导模式,即涉及体育部门与医疗卫生机构之间的融合探讨与组织制度改革等诸如此类的关系构建。

另外,结合本书对青少年近视防控体医融合治理机制的探索,将主要地区落在温州、绍兴、宁波、杭州、福州以及宁德市,而就当前的具体实践情况来看,具体服务人群对于青少年近视防控体医融合治理政策执行过程中存在的困境具有重要意义,因此将服务人群聚焦为未近视青少年、眼疲劳青少年以及近视青少年。浙江省和福建省作为青少年近视防控体医融合治理政策推行的排头兵,在浙江省体育局与卫生健康委员会联合出台了《关于促进体医融合发展的意见》的地方类体医融合推行政策的大背景下,具有众多优势用来构建近视防控体医融合治理机制,如政府会予以适度扶持、复合型人才较多且实力雄厚、拥有长效机制能够确保运行适宜、近视患者的依从性和热情均较高以及科室容量充足且管理符合规范。但全国范围内对于青少年近视防控体医融合治理政策的落地情况、实施现状仍旧需要深入探讨。

基于此,本书借助史密斯模型为理论指导构建出青少年近视防控体医融合机制,对浙江省和福建省在青少年近视防控体医融合治理体医融合机制的构建中面临的困境进行分析,在此基础上提出相应的优化路径,试图构建出合理高效的近视防控体医融合治理机制,以期促进青少年近视防控体医融合治理政策在浙江省和福建省乃至全中国的推行与发展。

6.4.6 构建近视防控环境共创机制

在青少年近视防控体医融合治理中,环境共创机制的有效构建能够为治理提供巨大助力。如图 6-8 所示,在环境共创过程中,要事先制定好合理有效的体医融合政策,按照理想化政策的要求,融入合法性、合理性和可行性,将其予以推行。

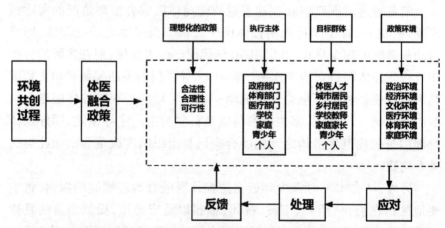

图 6-8　青少年近视防控环境共创机制构建模型图

首先,在执行主体方面,要充分考量政府部门、体育部门、医疗卫生部门、学校、家庭以及青少年个人,将目标群体囊括为体医人才、城市居民、乡村居民、学校教师、家庭家长以及青少年个人,在政策环境上要充分考量政治环境、经济环境、文化环境、医疗环境、体育环境以及家庭环境,努力做好各个因素的同时,做到应对、处理与反馈相结合,来进一步提升青少年近视防控环境共创机制。同时,专业体医人才的工作性质界定问题以及职业认同、行业壁垒问题也需要得到妥善解决。相关培养的非专业化、就业所要面对的困难领域以及体育专业师资培养和社会体育指导员、群众健身指导员的培养方案设计,其中的医学健康素养的培养少之又少,而且社会大环境下"体与医互相不干涉"的潜规则更是根深蒂固,体医专业人才匮乏的现实已然存在,并逐渐成为体医融合发展道路上的一块绊脚石。

其次,青少年近视防控体医融合治理的执行环境是指宏观和微观环境因素会对政策执行过程中的方方面面造成影响,政治、经济等多个方面影响着体医融合政策的制定和实施,政府应主动适应环境,推动政策顺利执行。虽然健康促进的权力理应由体育和医疗两大部门执行,但体育部门存在着不平衡的责任承担,"运动促进健康"没有得到相应的重视。宏观层面来讲,政府部门和体医两大行业权责的不够均衡是阻碍体医融合发展的因素之一,其主要表现在各大体育、医疗管理机构的权责不均,体医融合多元利益主体之间的权责不均。政府主体因管理层面传统规划思维的束缚仍旧具有强大权力,而有效的监督与约束的缺失则加剧了多元利益主体在政策执行过程中的无所适从,体医融合难以发挥应有效用。以体育为主的治疗方法需通过长期的稳定治疗方能达到祛病效果,成本较低且收益较低。而通过医疗干预的方式往往经济效益创收高、治疗周期短、开具的药物短期疗效好。经济层面政策执行环境利益是为了发展而产生的客观需求,以单向无协作的医疗干预为特征的健康服务体系是我国传统的健康管理模式,客观上来说,体育系统干预疾病手段的介入打破了原有单向医疗干预的利益分配体系,某种程度上来说医疗部门的收入出现了降低,其既得利益者的收入也受到了影响,从而体育的涌入势必受到阻碍和困扰。不难看出,体育在与医疗的争夺之中处于下风,而医疗占据着有利地位。

因此,医疗卫生部门管理者会通过多种方法来巩固和维系现有利益分配体系,人们对医疗技术有着更坚实的信任。基于史密斯模型的研究,我国体医融合政策执行在以上环节均表现出一系列相关问题,亟须相关部门从完善政策法规体系、优化执行主体职责、提升目标群体对体医融合发展的驱动力、构筑复合型人才培养规划、改善体医融合政策顺利实施的环境等方面着手解决。深化协同政策与法律法规体系,保障体医融合政策执行体医融合战略的顺利实施、健康中国战略的推动建设离不开强有力的政策,而科学合理的政策设计则是确保政策发挥效力的基础和保障体医融合得以健康持续实施的基石。政府应在顶层设计方面夯实基础,完善补充相关政策。以核心指导性纲领文件《"健康中国2030"规划纲要》为主导政策,体育与医疗联合部门应共同商讨拟定体医融合相关政策实施的具体细则、细节,细化各项任务和要求。

既要注重多个部门的联动与配合,又要保证政策性文件之间的相关性与衔接度,夯实体医融合相关政策的根基,剔除相互矛盾的内容,确保在同一体系医融合政策推行下发之后,省市层级制定相应配套政策辅以推进与深化,细化实际操作机理与落地实施方法,如浙江省围绕着体医融合理念,响应国家号召,自2020年起多次发布体医融合相关地方政策文本,更是于2021年3月颁布了《2021年浙江省体医融合重点工作任务》,从多维度、宽层次、强措施等方面提及了具体实施做法,具有一定的借鉴意义。

单纯地从字面意思来理解,体医融合即是双方部门之间的一种通力合作,而目前通过部门之间的体医融合联动带动体医融合构建的设想与具体情况之间依旧存在巨大差距。有学者指出,我国医疗与体育部门各自为政,分别处于不同的治理体系,长期处于一种无协助的分离形态导致了两个部门之间的互动较不积极,体制与管理等障碍也在无形之中抑制了双方的合作。因此,以宏观调控为主要职能的政府应当对体育与医疗部门两者之间的职能转变进行指导,督促体育部门、医疗部门、卫生与健康系统自发建立协同治理机制,在机构运作、信息资源交替上进行整合,相关业务和服务内容上进行统筹规划,寻求体育与医疗部门之间合作的立足点与切实可行性,为促进协同治理提供发展模式。

联合综合型医院、健康社区等机构提供"溯因—设方—干预治疗"的体医融合的健康服务,推进形成体医融合试点改革。例如,运动康复机构,充分利用康复医学、体育锻炼等知识把医学康复机构设立在运动场地中,开展对患者和顾客的运动处方服务;解放军总医院设置体育健康管理研究院,将健康检测、处方开具以及运动测评等方案融入医学治疗之中,打造了一种新型主动的健康促进理念,深受患者好评。革新体医分离旧思想是推动广大群众接受新模式、新思路的主要指导方针,是加强居民健康意识、推广普及健康新理念的有效措施。"好医治未病"思想已经得到提倡,体育与医疗界纷纷进行关注。

因此,体医相关各级管理部门应当根据目标群体的需求积极寻求跨部门联动合作,进行体医融合相关内容的推广。社区街道是基层组织机构,也是推广普及的第一线。在城市社区之中,应充分利用居民所在同一空间内的地理优势最大限度地进行体医融合理念的宣传与推广。具体措施有通过社区"体医融合"相关的主题大讲堂进行讲解、发放体医相关资料进行详细介绍、社区定期义诊和健康体检时充分利用卫生服务中心的优质资源进行概念普及与理念宣传等。以社区为基础传播范围,进一步构建起居民知晓的"体医融合"的价值理念,加深人们对"体医融合"的参与程度和认可程度,鼓励大众广泛参与社区公共健康服务,打造良好健康的社会大环境,营造积极健康的浓烈氛围,构筑体医融合发展的坚实基础。

在乡村基层组织内部,作为村民知晓大事小情的守门人,各区县的村干部应自觉担当推广宣传体医融合理念的责任,从自身出发,营造良好的传播氛围与引导环境。以国家推行的体医融合政策为指导思想,在基层组织制定符合当地民情的相关配套政策,促使农村青少年主动选择体医融合治疗方案、养成锻炼的习惯。同时,加强体医融合知识的科学普及,打造体医融合基层推广服务模式。通过新型大众传播媒介进行宣传教育,以公众号、手机小程序等方式引入乡村内科学体医融合知识普及、专业科普宣传体系,宣传以促进健康为目的,合理、安全指导运动的相关知识和技能。打造综合性运动健康线上服务平台,结合青少年体质监测进行运动健康评估以及运动处方制定,建立跟踪式运动健康管理人员数据库,打造"线上 + 线下"推广体医融合模式。在此基础之上,进一步提升对于中医、民族传统体育的重视程度和理念认同,引入相关治疗和康复理念,开展具有"体育 + 传统中医""医学 + 传统体育"的特色服务,将中国特色的体医融合思想与世界体医融合经验相结合,继承传统,博采众长,将传统的体医融合优势注入新时代体医融合建设,使其焕发新生,培养体医复合型技能人才,打造特色体医课程培育考核体系推动体医融合发展,人才队伍的建设与培养是基础条件。

康复治疗师、物理治疗师、运动康复师和兼备体医融合素养的医生、社会体育指导员及健身教练等相关从业人员在内的职业均属于体医融合复合型人才的培养方向。教育部应联合全国各大高校,组织培养一批专业知识与实践技能兼备的体医融合复合型人才,提升体医融合推进的专业程度,在体育院校与医学院校内分别开设融合类相关专业,增强体医融合理念,培养卓越的教学师资,建设体医融合人才孵化基地。在"体医融合"的理念指导之下,整合中医学、武术课程资源,教学的专家不仅要从学理层面共同参与规划,同时还要把控市场上对于人才的需求状况。体育院校与医学院校互相吸纳特色人才师资,解决专业教师任教问题,既要注重运动实践能力培养,也要加强临床操作水平。在国家各级社会体育指导员培训课程中增设运动损伤治疗实践操作和体医融合素养课程。

目前,青少年近视防控环境共创机制仍然存在部分缺陷,主要在于我国体医融合人才培养体系缺乏标准,但相关试点改革给予了一些具体的思考方向,如政府及相关部门要加强标准监管,针对当前各种相关培训教学与资质认证良莠不齐的情况,政府有必要完善体医融合人才从业资质考核和行业准入制度,强化相关从业者的体育锻炼方法与知识、相关医学知识的培训,全面提升服务者的专业素质。整合激活市场营商潜力,优化体医融合供给资源配置市场环境是顺利实施政策的关键步骤,因此营造完善配套的市场引导机制、打造相关的激励机制是促进社会各界资源向体医融合领域倾斜的重要举措。体医融合更应该通过公平竞争、遵循经济发展规律、合理利用价格与供求关系,进一步优化多方面资源配置,提高体医融合相关产品的供给质量,提升优质产品的供给效率。

因此,在政策扶持方面要分别在用地、工商、财税、人事等方面加大力度,体医融合相关服务行业、健康产业应完善其准入与退出、保障与激励政策,着力于加强体医融合服务行业的监督管理力度。对处在运营之中的体医融合服务机构应采取必要及时的风险评估,一经发现问题存在,应令其限期进行整顿,多次提醒仍不符合条件的予以取缔服务资格。体育部门、医疗卫生部门与相关监管机构应加强对话商讨,通过引导体育和医疗服务组织优化资源配置,构造"资本—人才—信息"共同体流动链,例如,部分城市的融合链接者模式、干预与医疗诊断,为青少年近视防控体医融合治理领域注入活力,以期最终实现青少年近视防控体医融合治理良好环境的共创。

6.4.7 构建近视防控政策协同机制

如图6-9所示,青少年近视防控体医融合治理的政策协同机制要求将理想化的政策、执行主体、目标群体和政策环境四种因素作为一个有机整体,在一定程度上形成合力,从社会实际操作层面,起到政策推行、政策发布、作用于整体的政策环境,在执行主体、目标群体以及政策环境之间互相作用,继而对青少年近视防控体医融合治理政策起到协同式环境的影响。通过紧张、处理以及建制与回应的相关机制,在政策制定过程中发挥多元主体优势共同作用于政策的执行结果,在一定程度上丰富政策执行研究分野,也能在更深入的领域全方位分析体医融合政策的执行过程,通过具体政策的执行分配继而形成最佳协同机制与协同方式,无论是政策落实抑或是政策运行过程中,都能预见到本机制能够进一步加深近视防控政策协同的速度与质量,在实际治理过程中亦有助于厘清制约体医融合相关政策执行的影响因素。

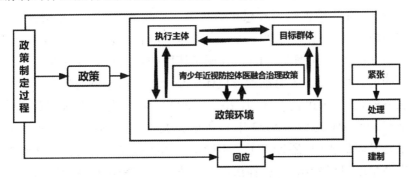

图 6-9 青少年近视防控政策协同机制构建模型图

本书借助协同学中久负盛名的史密斯模型,从史密斯模型中的协同变量、协同机制、协同分配视角出发,在已有研究的基础上试图构建青少年近视防控体医融合治理政策协同执行分析框架,该执行分析框架致力于将四个方面的变量进行细化分析。首先是理想化的体医融合政策,即充分考量体医融合政策合法性、合理性、可行性于一体建构而成的模拟政策,主要用于体医融合治理落后地区进行借鉴与使用等。其次是体医融合政策的执行主体,即包括但不仅限于政府、体育局、医疗卫生部门在青少年近视防控体医融合治理过程中实际发挥效用的主体等,鉴于体医融合政策在实际推行过程中,往往因其多元性和跨界性所带来的需要多个部门协同配合的基础性难题,相关调查研究已证实,政策发布与执行机构的执行方式和执行偏好均会对政策执行的实际效果产生深远影响。再次是体医融合政策目标群体,即在体医融合政策实际实施过程中,对该政策接受与反馈的各类参与人群,包括但不仅限于体医融合复合型人才构成的专业人才,由城市居民、乡村村民、近视青少年患者组成的体医融合治理相关参与人群等各类群体构成,他们在受体医融合发展影响的同时也会反作用于政策的执行过程。最后是体医融合政策宏观环境,即具有影响作用的政治、经济社会环境。上述四个变量在互动中共同影响着体医融合政策的执行效果,并且青少年近视防控体医融合政策执行过程现状始终基于史密斯政策执行过程模型的分析,政策执行过程中起到核心作用的是理想化的政策,它在政策协同机制与政策执行效果中占据重要地位。

理想化政策的三大特征为合法性、合理性、可行性,三者作为核心成分共同组成了理想化的政策。政策能否被目标群体广泛接受并得以顺利执行,要看其是否达到理想化的状态。从政策的合法性来看,我国政府先后颁布了一系列文件支持和推动体医融合的发展。2016年,《"健康中国2030"规划纲要》出台,强调了体医融合的重要性和非医疗健康干预的可行性,政府大力推动形成体医结合理念指导下的疾病管理与健康服务模式。《国民营养计划(2017—2030年)》《促进健康产业高质量发展行动纲要(2019—2022年)》等政策文件相继颁布,不仅明晰了体医融合发展的指向,还提出了在不同层面的实施要求和目标。从政策的合理性角度可以看出,推行体医融合是整合医疗领域和体育领域两大板块内部资源积极应对慢性疾病治疗和助力"健康中国2030"战略推动的有效措施。2020年,《中国居民营养与慢性病状况报告》出炉,通过对报告中的数据分析得出,慢性病人群的数量仍旧处于激增状态,近视群体的数量占据很大比重,原因是不健康的生活方式占据着居民的日常生活。因此,如何增加大众的体力活动、打好健康防控阻击战成为全社会关注的焦点问题。而随着相关政策文件的推行发布,体医融合已然成为国家意志。

作为一种健康促进模式,体育与医疗的融合也为构建民众健康屏障注入了新的血液,将运动、医疗等相关健康促进技术多方位运用于慢性病预防与治疗、患者康复等,达到了实现健康促进的目的。除此之外,体医融合在满足不同健康水平人群的医疗和体育服务需求的同时,针对特殊患病群体、老年人群体、亚健康人群提供科学的、个性化的定制运动处方,打造了一条实现自我健康的有效途径。从政策的可行性来看,体医融合是国家在"健康中国"背景下对医疗和体育进行资源整合的一种手段。健康中国行动发展的现实之下,传统医疗救治体系面临的收诊压力不断增大,体医融合理念的推广和应用发挥了积极作用。

体医融合的健康模式成为配合医疗系统完成"先预防再治疗""末端康复保障"的最好手段之一。自 2016 年国家提出相关概念并发布各类政策推动体医融合以来，各地区发挥区位优势和地方特色开展了相应探索，在此过程中出现了一些比较成熟的体医融合探索模式和试点实践。例如，常州市成立了江苏省首家体育医院综合门诊部，提供了体医融合康复健康服务；北京海淀区的"体医结合＋互联网线上线下结合"模式，为居民提供医学检测、运动指导、康复咨询等业务；深圳市主办的"体医融合"促健康项目在开展国民体质监测、举办科学健身大讲堂、提供运动健身指导服务。多个省份、地区在体医融合领域积累了相关先进经验。目前，我国体医融合发展虽从宏观政策层面取得了一定的进展，但在具体实践操作过程中仍旧存在一些问题。通过分析相关文献及政策文本可知，缺乏精细可行、实用落地的配套政策和具有针对性、导向性的法律法规是体医融合有效推行受到阻碍的主要因素。

2017 年 6 月，由国家卫生健康委员会、国家体育总局等共同制定了《全民健康生活方式行动方案（2017—2025 年）》，在第四部分专项行动中提出将倡导通过科学的健身运动促进康复、预防疾病的知识和理念，推动运动处方的体系建设，鼓励社会与媒体大力宣传体医融合、科学健身的文化观念。这一方案的推行普及了科学健身的专业知识，促进了体医融合理念的发展，但也只是从科学化提高全民健身的体育层面进行了相关建设性意见的指导。2020 年 6 月《中华人民共和国基本医疗卫生与健康促进法》的颁布，虽从法律层面为体医融合发展提供了相关保障，但该法规中主要涉及的领域仍停留在学校体育教学、健康管理、全民科学健身及体育设施规划上，而对医疗卫生部门开展融合运动干预防治疾病、促进康复等发展方面并未提及。此外，在《全民健身计划（2016—2020 年）》《"健康中国 2030"规划纲要》等政策性文件中，促进健康这一理念虽然处于统领性的发展地位，但相关约束性法律法规的缺失成为体医融合发展呈乏力之态的重要原因。

与此同时，部分已有体医融合政策停留在宏观层面把控上，具体实施落地方案尚未成形，从而导致了许多问题如体医融合多局限于体育系统内部，体育与卫生医疗协同治理部门共同推进的成效甚微；医生的体育知识和运动项目经验匮乏，难以给出符合运动规律、贴近患者需求的实践操作、运动指导；体育指导员的临床医学经验、保健医学知识欠缺，使其难以为受诊者开具安全的运动处方；多数居民长期受制于"头痛医头,脚痛医脚”的传统“治已病”思想,对于“体育锻炼＋医学治疗”健康融合模式的认知度不够,刻板地认为医疗卫生就是治疗疾病,而体育运动则仅仅是锻炼身体,使得体育和医疗两者之间构不成共生理论基础,民众对于体医融合理念的接受程度不高。虽有体医融合相关的国家政策在逐年发布,但上述这些问题从多方面阻碍着体医融合的发展以及体医融合政策的实施。

青少年近视防控体医融合治理政策协同机制的实现需要体医融合政策执行主体的努力。负责政策执行的有关部门或一系列机构组织被称为政策执行主体,本书中特指体医融合政策执行过程中的政府、体育部门和医疗卫生部门等。体医融合政策的责任主体不明,约束性弱,作为政策文本商讨制定者、政策执行的主导者,政府的首要任务即是明晰体医融合的战略定位及其功能,精准把控发展方向,提供体医融合相关政策类支持、财政类扶持,统筹协调各部门的体医融合情况并及时进行监管工作,不断推进体医融合健康发展。现阶段政府出台和发布的目标规划和纲要类、意见类政策等较为完善,从侧面折射出政府促进体医融合良性发展的决心与信心,但政策对体医融合相关实践的约束力、规范度不足,政府在财政、效能监管和配套政策、基础设施建设方面仍旧存在一定的问题,体医融合服务的积极性难以调动。

体育、医疗双方协作性低,合作方式受限。作为分属于不同体系的两个主体,体育与医疗各自内部的性质和模式各不相同,主要表现在行政管理性质的差异、运行管理模式的不同。各自独立的状态使得两者难以做到共同协作、目标明确。二者在组织体系上呈现出各司其职,权责分明的现实状态。医疗行政部门和体育部门作为体医融合政策推进与执行的主体,承担着体医融合政策的实施和协调各职能机构的工作等职责,同时还要对体医融合政策的执行效果和标准进行自我监督和完善。因此,在各自权限范围内开展协调具体落地的工作更是难上加难。

更好地提升体医融合的发展成效势在必行,但遗憾的是目前体育部门、医疗卫生部门没能高效协同执行于目标群体,体医融合政策的有效执行过程主要受到目标群体的思想观念、自身状态等因素的影响。传统的治病观念束缚着大众,尚未构建起体医融合的理念认同,与此同时,社会舆论对于体育存有刻板印象,认为体育主要是“夺冠军,争金牌”的单一保守观念影响仍旧较大。普通老百姓在其影响之下将体育默认为是一种增强体质、改善免疫力或是消遣休闲娱乐的方式,而并不会将其作为一种针对疾病进行治疗及康复的手段,最终造成体、医发展的不平衡局面。显而易见,医疗事业的经济效益远远高于体育事业的经济效益,从而导致社会对于医疗的文化认同也远远高于体育。

种种因素反映出在更深层次医疗事业对于健康促进方面的核心竞争力远远高于体育事业,体医融合的健康发展受到限制。复合型体医技术人才储备不足的现状制约着体医融合的高效发展,体医融合最重要的基础条件即是体医相关专业人才。然而在现实中,体育领域与医学部门各自的培养方案往往相背而行,体育与医学领域都只关注到本学科内部的素养提升,对于跨领域、多学科的知识学习与技能培养还不够重视,人才培养体系紊乱,大众人群对于康复治疗、运动康复的需求攀升并没有由此带动相关人才数量的增长,依旧存在巨大的人才缺口,青少年近视防控体医融合治理政策协同机制的实现仍然需要进一步推进,构建青少年近视防控政策协同机制具有广泛而深远的意义。

7 研究结论与展望

7.1 研究结论

（1）浙江省为了有效促进青少年近视率下降，在 2019—2022 年共出台了 36 项相关政策与方案，福建省则累计出台了 21 项相关政策与方案。与此同时，浙江省小学生的近视率在此期间下降明显，初中生和高中生的近视率有所下降，但趋势较缓。2019—2022 年期间，福建省小学生的近视率下降较为明显，初中生和高中生的近视率下降不明显，整体下降趋势较缓。浙江省的青少年近视防控知识平均知晓率为 72.50%；福建省的青少年近视防控知识平均知晓率为 63.55%，青少年近视防控意识总体较弱。

（2）青少年近视防控体医融合治理需要提升青少年个人近视防控意识，提升治理主体的多元化，增强治理主体间的协同以及明晰各治理主体的责任，并完善相应的近视防控体医融合治理机制。

（3）有效推进青少年近视防控体医融合治理的路径包括：多主体协同路径，发挥各治理主体的作用，促进多元主体共同参与青少年近视防控体医融合治理；政府主导型路径，借助政府强大的号召力，强化各主体间的协同，提升治理效率与质量；个人主动型路径，通过社会外界力量，加强青少年个人近视防控意识，从而在根源上提升近视防控体医融合治理效能。

（4）有效推进青少年近视防控体医融合治理的策略包括：完善体医

融合治理的多元服务主体,提升青少年的参与意识与能力,培养体育健康指导复合型人才,推广运动处方与科学健身指导,以及构建近视防控体医融合机制、政策协同机制与环境共创机制。

7.2　研究展望

由于笔者能力有限,所以本书主要论述的是浙江省和福建省青少年近视防控体医融合治理的相关研究及可行路径的提出,并且主要研究福建省的福州市和宁德市以及浙江省内设立近视防控示范区的温州市和设立近视防控试验区的绍兴市近 4 年来实行近视防控体医融合治理的相关情况,未涉及除上述两个省份外其余省份城市的近视防控相关情况,对上述两个省份推行近视防控体医融合治理过程中因不同年份政策更新和不同部门人员调动而产生的问题没有细致分析,希望后续的学者能够更全面地考虑此类问题,对近视防控体医融合治理的程度与进展进行总结划分,并根据治理的程度不同制定具体可行的路径。

受制于与受访者交流沟通的方式,与受访者交流沟通的程度有限,受访者并未告知笔者部分数据的具体数字及发布日期与来源,给本书的结论造成了部分影响,希望后续学者在访谈时能够更加注意方式方法,最好一律采用面对面访谈的方式,争取获得更为翔实的数据。

附录 A：访谈提纲一

尊敬的领导：

您好！为了有效开展青少年近视防控体医融合治理研究，需要对青少年近视防控体医融合治理的相关情况进行调查了解，您作为医疗卫生部门的专家，对于这部分的情况比较了解，所以想要向您请教几个问题，您给出的答案将会为我们的研究提供重要的依据，衷心感谢您的支持与合作！

访谈提纲所包含的主要内容如下。

一、访谈目的

通过访谈医疗领域的专家，根据其回答，了解目前对于近视防控文件中涉及的体医融合治理相关主体在各个领域做出的成果、存在的不足以及该如何更好去落实近视防控，征询建议。

二、青少年近视防控体医融合治理现状的访谈问题

1. 政府部门相关问题。
2. 医疗卫生部门相关问题。
3. 学校相关问题。
4. 家庭相关问题。
5. 青少年个人相关问题。

三、征询建议

1. 自 2018 年《全国儿童青少年近视防控白皮书》问世以来，各省市

近视防控相关文件陆续出台,您觉得应该怎样做才能更好地响应近视防控相关文件的要求? 针对青少年个人响应近视防控,您有何建议?

2. 针对家庭在近视防控中该如何去行动您有何建议?

3. 学校方面应该如何引导学生去更好地配合近视防控工作?

4. 您认为医疗卫生部门在近视防控行动中应该如何帮助青少年?

5. 您认为体育部门、教育部门在近视防控工作中应该怎样做?

附录 B：访谈提纲二

尊敬的领导：

您好！为了有效开展青少年近视防控体医融合治理研究，需要对青少年近视防控体医融合治理的相关情况进行调查了解，您作为体育部门的专家，对于这部分的情况比较了解，所以想要向您请教几个问题，您给出的答案将会为我们的研究提供重要的依据，衷心感谢您的支持与合作！

访谈提纲所包含的主要内容如下。

一、访谈目的

通过访谈体育领域的专家，根据其回答，了解目前对于近视防控文件中涉及的体医融合治理相关主体在各个领域做出的成果、存在的不足以及该如何更好去落实近视防控，征询建议。

二、青少年近视防控体医融合治理现状的访谈问题

1. 政府部门相关问题。
2. 体育部门相关问题。
3. 学校相关问题。
4. 家庭相关问题。
5. 青少年个人相关问题。

三、征询建议

1. 自 2018 年《全国儿童青少年近视防控白皮书》问世以来，各省市近视防控相关文件陆续出台，您觉得应该怎样做才能更好地响应近视防控相关文件的要求？针对青少年个人响应近视防控，您有何建议？

2. 针对家庭在近视防控中该如何去行动您有何建议？

3. 学校方面应该如何引导学生去更好地配合近视防控工作？

4. 您认为目前以视光诊疗为主的医疗卫生部门应该如何帮助青少年？

附录 C：关于青少年近视防控意识的相关调查问卷

亲爱的同学：

您好！为了有效开展青少年近视防控体医融合治理研究，需要对青少年近视防控体医融合治理的相关情况进行调查了解，我们承诺涉及您个人隐私的部分，我们会全部保密。希望您能够认真填写，真诚作答，衷心感谢您的参与和配合。

1. 性别		
A. 男		B. 女
2. 年龄		
A.9~11	B.12~14	C.15~18
3. 请问您是否患有近视?		
A. 未近视	B. 轻度近视（300 度以下）	C. 中度近视（300~600 度）／ D. 重度近视（600 度以上）
4. 您是否知晓近视防控?		
A. 知晓		B. 不知晓
5. 您知晓以下哪些近视防控相关知识?（多选题）		
A. 边走路边看书易引起近视		B. 躺在床上看书易引起近视
C. 使用电子设备，眼屏距离小于 2 米时易引起近视		D. 拥有正确的读写姿势不易近视
E. 每日坚持做眼保健操不易近视	F. 每日坚持进行户外活动及锻炼不易近视	
G. 长时间用眼后应眺望远方	H. 近视是一种可以遗传的疾病	
I. 定期检查视力对预防近视有帮助	J. 不知晓	
6. 您知晓近视的治疗方法吗?		

续表

A. 知晓	B. 不知晓			
7. 您知晓以下哪些近视治疗方法？（多选题）				
A. 使用阿托品眼药水	B. 佩戴矫正眼镜	C. 晶状体手术	D. 飞秒激光术	E. 角膜减薄术
8. 您通过以下何种途径获取近视防控相关知识？				
A. 医疗卫生部门	B. 家庭交流	C. 学校教育	D. 电视广告	E. 相关书籍 / F. 其他

参考文献

[1] 为了孩子的眼睛更明亮——教育部等八部门印发《综合防控儿童青少年近视实施方案》[J]. 广西教育, 2018（44）：24-25.

[2] 胡诞宁, 储仁远, 吕帆, 等. 近视眼学 [M]. 北京：人民卫生出版社, 2009.

[3] 李捷. "体医融合"背景下健身气功的价值 [J]. 安阳工学院学报, 2022, 21（06）：126-128.

[4] 向宇宏, 李承伟. "体医融合"下我国学校体育的发展 [J]. 体育学刊, 2017, 24（05）：76-79.

[5] 赫尔曼·哈肯. 高等协同学 [M]. 北京：科学出版社, 1989.

[6] 李红娟. 体力活动与健康促进 [M]. 北京：北京体育大学出版社, 2012.

[7] 杨栋. 体育健康促进服务体系研究 [M]. 北京：新华出版社, 2015.

[8] 王震, 李长振, 林文弢. 健康中国视域下高校大学生主动健康促进的管理机制构建 [J/OL]. 体育学刊：1-6[2023-01-15].

[9] WOLFFSOHN JS, CALOSSI A, CHO P, GIFFORD K, et al. Global trends in myopia management attitudes and strategies in clinical practice[J]. Contact Lens and Anterior Eye, 2016（39）：106-116.

[10] ANDRZEJ, GRZYBOWSKI, PIOTR, KANCLERZ, KAZUO, TSUBOTA, et al. A review on the epidemiology of myopia in school children worldwide[J].BMC Ophthalmology, 2020, 20（01）：27.

[11] 李雪, 熊季霞, 王兆娟. 医联体协同治理的生成路径与实现策略 [J]. 卫生经济研究, 2022, 39（12）：4-7.

[12] 鲁本麟, 杨莉华, 孙仁彪, 等. 武汉"3·3·3"学生近视防控管理

服务体系的创建与实施 [J]. 中华疾病控制杂志,2010,14（09）：896-898.

[13] 曾芳. 建立青少年近视防控网络体系 [J]. 中国眼镜科技杂志,2018（07）：49.

[14] "健康中国 2030" 规划纲要 [N]. 上海中医药报,2016-12-30（001）.

[15] 黄越,万强,吴亚婷,等. 体医融合视域下儿童青少年近视综合防控模式构建 [J]. 河北师范大学学报（自然科学版）,2021,45（02）：200-207.

[16] 冯振伟. 体医融合的多元主体协同治理研究 [D]. 山东大学,2019.

[17] 饶柳. 体医融合社区服务体系创建机制与发展路径研究 [J]. 文体用品与科技,2022（21）：144-146.

[18] 宣海德. 我国城市社区体育中 "体医结合" 问题的研究 [J]. 军事体育进修学院学报,2007,81（01）：106-108.

[19] 胡扬. 从体医分离到体医融合——对全民健身与全民健康深度融合的思考 [J]. 体育科学,2018,38（07）：10-11.

[20] 黄彩华. 论 "医体结合" 公共健康服务模式 [J]. 福建论坛（人文社会科学版）,2010（S1）：25-27.

[21] 李璟圆,梁辰,高璨,马云. 体医融合的内涵与路径研究——以运动处方门诊为例 [J]. 体育科学,2019,39（07）：23-32.

[22] 华宏县,卢文云. 健康中国视角下体医融合实践：进展与展望 [J]. 体育文化导刊,2022（11）：22-27,82.

[23] 冯振伟,韩磊磊. 融合·互惠·共生：体育与医疗卫生共生机制及路径探寻 [J]. 体育科学,2019,39（01）：35-46.

[24] 张剑威,汤卫东. "体医结合" 协同发展的时代意蕴、地方实践与推进思路 [J]. 首都体育学院学报,2018,30（01）：73-77.

[25] 石一宁,方严. 中国儿童青少年近视防控流程的建议——近视防控共识（讨论稿）. 临床眼科杂志,2014,22（01）：94,25.

[26] 孔艳艳,远保红. 打造 "明眸皓齿" 工程的温州样板——专访市委市政府健康温州建设领导小组办公室主任 温州市卫生健康委党委书记、主任陈宏鸣 [J]. 健康中国观察,2021（10）：25-27.

[27] 叶慧. 呵护好孩子的 "明眸亮眼" [J]. 今日浙江,2021（07）：52-53.

[28] 柴广翰.给孩子们一个光明的未来——教育部等十五部门2021年扎实推进综合防控儿童青少年近视工作 [J].健康中国观察，2022（04）：48-53.

[29] "三全三化三率先"打造儿童青少年近视防控"温州模式" [J].健康中国观察，2021（05）：60-61.

[30] 邢超，屠春雨，陶芳标，等.绍兴市中小学生近视状况分析 [J].中国学校卫生，2019，36（07）：1058-1060.

[31] 冉娜，李宇阳.青少年个人健康责任意识与健康危险行为的相关性研究 [J].健康教育与健康促进，2022，17（04）：340-344.

[32] 杨继星，陈家起.体医融合的制约因素分析及路径构建 [J].体育文化导刊，2019（04）：18-23.

[33] 尤传豹，高亮.体医融合 [J].体育学研究，2021，35（01）：2.

[34] 杨光，李哲，梁思雨."体医融合"的内在逻辑与时代价值 [J].体育学刊，2021，28（06）：23-30.

[35] 卢文云，王志华，陈佩杰.健康中国与体育强国建设背景下深化体医融合研究的思考 [J].上海体育学院学报，2021，45（01）：40-50.

[36] 张文亮，杨金田，张英建，等."体医融合"背景下体育健康综合体的建设 [J].体育学刊，2018，25（06）：60-67.

[37] 杨京钟，仇军，冯晓露，等.体医融合协同创新：内在逻辑、发展战略与优化路径 [J].武汉体育学院学报，2022，56（11）：22-29，53.

[38] 何佳莉，韩金勇.利益相关者视阈下体医融合的实施路径研究 [J].体育与科学，2022，43（02）：114-120.

[39] 朱双双，郑国华，蒋健保.新发展理念视域下体医融合的路径选择 [J].沈阳体育学院学报，2022，41（02）：55-62.

[40] 陈凯华，冯卓，郭锐，等.加强数据要素治理在国家治理现代化中的基础作用 [J].中国科学院院刊，2022，37（12）：1716-1726.

[41] 魏铭，牛雪松，吴昊.体医融合视域下青少年体态异常防治的现实路径 [J].沈阳体育学院学报，2022，41（04）：57-63.

[42] 田学礼，赵修涵.体医融合示范区建设评价指标体系研究 [J].成都体育学院学报，2021，47（05）：59-64

[43] 徐晓敏，郝海亭，潘红旗.体医融合综合干预青少年近视眼"五位一体"模式研究 [J].福建体育科技，2023，42（01）：102-108.

[44] 郑博今.株洲市儿童青少年近视现状与体医融合干预研究 [D].

株州：湖南工业大学，2022.

[45] 魏雪，翁攀峰.知信行模式下青少年眼健康调查与防治——基于温州医科大学眼视光专业学生的考察 [J].青年发展论坛，2022，32（04）：24-34.

[46] 曹雷，钟丽萍，范成文，等.我国体医养相结合的健康促进服务模式的实践研究 [J].首都体育学院学报，2022，34（05）：516-524.

[47] 冯晓露，白莉莉，杨京钟，等."健康中国"视角下体医融合的内涵、特征与路径 [J].卫生经济研究，2022，39（07）：60-63.

[48] 钟钰.研究健康中国背景下体育与医学的结合 [J].冰雪体育创新研究，2022（10）：188-190.

[49] 王凯.高等医学院校体育课"医体结合"教学模式 [J].体育科学研究，2019，23（05）：89-92.

[50] 王世强，李丹，盛祥梅，等.基于体医融合的社区健康促进模式构建研究 [J].中国全科医学，2020，23（12）：1529-1534.

[51] 徐姜娟."医体结合"全民健康服务体系的构建 [J].开封大学学报，2020，34（03）：94-96.

[52] 黄越，吴亚婷.体医融合应对青少年近视的协同防控模型构建 [J].中国预防医学杂志，2023，24（01）：29-35.

[53] 王欣雨.优化我国运动医学学科体系 深化体医融合 [N].团结报，2023-03-07（002）.

[54] 余澳林，王世强，胥祉涵，等.公共产品理论视角下体医融合服务供给模式及实践探索 [J].体育文化导刊，2023（02）：34-40.

[55] 徐诗枧，闫静.论全民健身与全民健康深度融合——基于"主动健康"视域 [J].体育文化导刊，2023（02）：1-6.

[56] 崔刚，刘阳，李志虹.健康中国视域下绿色锻炼融入"体医融合"大健康产业发展的研究 [J].文体用品与科技，2023（03）：65-67.

[57] 李彦龙，常凤，陈德明，等.我国体育与卫生融合协同治理的多重逻辑研究 [J].山东体育学院学报，2023，39（01）：30-36.

[58] 韩重阳，向珩，马栋栋."健康中国"战略背景下"体医融合"发展路径研究 [J].体育科技文献通报，2023，31（01）：104-107.

[59] 马国栋，刘艳环，高博，等.体医融合：概念、融合路径及保障机制 [J].成都体育学院学报，2023，49（01）：97-103.

[60] 唐旭，黎明星，欧春英，等.健康中国背景下高校体育课程体医

融合路径研究 [J]. 当代体育科技,2023,13(02):11-14.

[61] 刘晴,王世强,罗亮,等.产业链整合视角下我国体医融合健康促进服务产业化发展研究 [J]. 沈阳体育学院学报,2023,42(01):87-93.

[62] 李扬,方慧,王随芳,等.体医融合服务的政策网络耦合协同:需求、供给与环境分析 [J]. 沈阳体育学院学报,2023,42(01):57-63.

[63] 刘成菊,刘玉,薛宇.健康中国视域下体医养融合发展的实然与应然 [J]. 河南教育学院学报(自然科学版),2022,31(04):72-75,91.

[64] 李靖,张漓.健康中国建设中慢性病防治体医融合的试点经验、现实挑战及应对策略 [J]. 体育科学,2020,40(12):73-82.

[65] 常凤,李国平.健康中国战略下体育与医疗共生关系的实然与应然 [J]. 体育科学,2019,39(06):13-21.

[66] 曹磊,葛新."体医"融合视域下我国健康教育融入学校体育的路径 [J]. 体育学刊,2022,29(04):126-130.

[67] 薛欣,徐福振,郭建军.我国体医融合推行现状及政策问题确认研究 [J]. 体育学研究,2021,35(01):20-28.

[68] 贾三刚,乔玉成.体医融合:操作层面的困境与出路 [J]. 体育学研究,2021,35(01):29-35.

[69] 沈圳,胡孝乾,仇军.我国体医融合的研究进展、热点聚焦与未来展望 [J]. 体育学研究,2021,35(01):9-19.

[70] 张阳,吴友良.健康中国战略下体医融合的实践成效、困境与推进策略 [J]. 中国体育科技,2022,58(01):109-113.

[71] 卢文云,王志华,陈佩杰.健康中国与体育强国建设背景下深化体医融合研究的思考 [J]. 上海体育学院学报,2021,45(01):40-50.

[72] 董传升,汪毅,郑松波.体育融入大健康:健康中国治理的"双轨并行"战略模式 [J]. 北京体育大学学报,2018,41(02):7-16.

[73] 马志谦."体医融合"视域下河南省高校社会体育指导与管理专业人才培养优化研究 [D]. 新乡:河南科技学院,2022.

[74] 廖小龙.新时代运动处方在高校的推广与应用研究 [J]. 文体用品与科技,2023,509(04):25-27.

[75] 葛爽.体医融合背景下高校体育课程教学的新思考 [J]. 田径,2023(04):49-51.

[76] 陈琼夏."体医融合"视阈下海南健身与健康融合中心服务定

位及长效运营机制研究 [J]. 武术研究,2023,8（03）:130-132.

[77] 张洋,苏艳红,郭建军,等.体医融合背景下老年人健康评价新思路 [J]. 中国预防医学杂志,2023,24（01）:58-61.

[78] 陆晓雨,史清钊,梁妍.我国体医融合研究进展的 CiteSpace 知识图谱分析 [J]. 中国预防医学杂志,2023,24（01）:15-22.

[79] 严永军,梅茂荣.健康中国视角下体医融合发展的路径研究——以江苏的实践为例 [J]. 南京体育学院学报,2023,22（02）:21-26.

[80] 余澳林,王世强,胥祉涵,等.公共产品理论视角下体医融合服务供给模式及实践探索 [J]. 体育文化导刊,2023,248（02）:34-40.

[81] 马亚莉,油桂英,王村."人口老龄化"背景下山东省"体医养融合"社区养老服务模式构建研究 [J]. 体育科技文献通报,2023,31（02）:181-185.

[82] 徐晓敏,郝海亭,潘红旗.体医融合综合干预青少年近视眼"五位一体"模式研究 [J]. 福建体育科技,2023,42（01）:102-108.

[83] 王阳,许彦臣,张欣宇,等.体医融合背景下郑州市社区居民健康意识和运动行为习惯的调查分析 [J]. 河南医学研究,2023,32（03）:439-442.

[84] 刘美麟.健康中国视角下体医融合公共体育发展趋向及实施策略 [J]. 当代体育科技,2023,13（04）:91-94.

[85] 霍鹏宇,史曙生."体医融合"模式下的青少年健康促进路径研究 [J]. 四川体育科学,2023,42（01）:65-69.

[86] 段昊,吴香芝,刘耀荣,等.大数据视角下我国体医融合案例分析与推行方案 [J]. 沈阳体育学院学报,2023,42（01）:73-78,122.

[87] 沈歆,许云霞,张立万,等.体医融合视角下我国健康服务与管理专业运动 / 康复类课程设置比较研究 [J]. 中国高等医学教育,2023,313（01）:53-54,57.

[88] 刘鸿民,常波,高海宁.体医融合背景下我国"运动银行"网络平台建设:经验、困境及策略 [J]. 沈阳体育学院学报,2023,42（01）:50-56.

[89] 曾程,万晓文,黄银凤,等.模糊冲突模型下我国体医融合政策执行困境分析 [J]. 医学与社会,2023,36（01）:12-17.

[90] 蔡浪,刘超.驱动与发展:"体医融合"发展影响指标体系的构建 [J]. 体育科技文献通报,2022,30（12）:125-128.

[91] 李为民,舒颜开,李通,等.体医融合视域下我国群众体育发展与健康意识提升的社会行动策略研究 [J].体育科技,2022,43(06):20-22.

[92] 王玉宝,曹雨萱,吴宗辉.体医融合下医疗微信公众平台健康科普分析与启示——基于某双一流高校医院的个案研究 [J].今传媒,2022,30(12):137-139.

[93] 王玉宝,吴宗辉,胡永国,等.我国体医融合政策执行的制约因素与路径选择——基于史密斯政策执行过程模型的分析 [J].中国卫生事业管理,2022,39(11):801-805,828.

[94] 潘燕,侯春光,张琪涵.体医融合推动大学生运动风险防控策略的研究 [J].湖北师范大学学报(自然科学版),2022,42(04):72-75.

[95] 冯富生,李彦龙,杨佳,等."体医融合"促进青少年健康的机遇、挑战与策略 [J].哈尔滨体育学院学报,2022,40(06):84-88.

[96] 许文保,马杨阳,张晨,等.健康中国视域下体医融合的时代意蕴、现实困境与多维路径 [J].辽宁体育科技,2022,44(06):26-30.

[97] 王子朴,秦丹,刘海元,等.体医工融合:交叉学科背景下体育高精尖学科发展探索 [J].首都体育学院学报,2022,34(06):581-591.

[98] 秦海龙,王宾,陆松廷.体医融合视域下普通高校康复保健体育课发展困境及优化策略 [J].中医药管理杂志,2022,30(20):28-30.

[99] 李大立,冯晓露,邵伟德."健康中国"背景下体医融合的浙江模式与推进策略 [J].卫生经济研究,2022,39(11):8-11.

[100] 石张镇,于晶,郭贺,等.创建体医融合健康促进体系实践研究 [J].健康研究,2022,42(05):485-487.

[101] 陈亮.冲突与均衡:社区体医融合健康服务的利益相关者共治研究 [J].中国卫生事业管理,2022,39(10):736-741,800.

[102] 宫乐贞,辛宗信.体医融合文献梳理与解析 [J].潍坊学院学报,2022,22(05):70-73.

[103] 王刚,林俐,乔凤杰.健康中国背景下人工智能促进体育与医疗的融合发展研究 [J].中国体育科技,2022,58(10):109-113.

[104] 周亮,张利芳."体医融合"背景下肥胖儿童健康管理云模式的构建及展望 [J].健康研究,2022,42(05):481-484.

[105] 高明,于琦,高红."体医融合"视域下国内运动康复专利情报可视化分析 [J].中国康复医学杂志,2022,37(10):1435-1439.

[106] 林家仕,章慧珍,陈建明,等.四位一体"体医融合"管理模式对"三高"人群干预效果验证研究 [J].体育科学研究,2022,26（05）:57-66.

[107] 王思积,王慧琳.体医融合背景下我国学校体育发展的关键、困境与思考 [J].青少年体育,2022,113（09）:112-115.

[108] 李静,李卓翰.人口老龄化背景下我国体医融合的发展困境与对策思考 [J].辽宁师范大学学报(自然科学版),2022,45（03）:410-416.

[109] 丁举岩,刘永青.健康中国视角下体医融合面临的困境及其路径创新研究 [J].长沙航空职业技术学院学报,2022,22（03）:88-92.

[110] 孙彦玲.健康中国战略下体医融合人才发展路径研究 [J].中国人事科学,2022,56（08）:32-42.

[111] 李静,杨子宁.中外体医融合发展模式比较研究 [J].体育科技文献通报,2022,30（08）:224-226.

[112] 殷建华,陈亚娟,尧国旺.探索体医融合模式　促进社区慢病管理 [J].中国农村卫生,2022,14（08）:17-20.

[113] 王松.典型发达国家推进体医融合对我国的启示 [J].当代体育科技,2022,12（21）:175-177.

[114] 杨冉,翟胜杰,陈洪淼,等.探索全周期康复结合体医融合的可能性及途径 [J].慢性病学杂志,2022,23（07）:999-1002.

[115] 魏铭,牛雪松,吴昊.体医融合视域下青少年体态异常防治的现实路径 [J].沈阳体育学院学报,2022,41（04）:57-63.

[116] 王乐潇,叶建强,罗庆.体医融合理念下高校体育教学改革的研究 [J].当代体育科技,2022,12（19）:111-114.

[117] 罗鑫,张云丽.体医融合健康教学模式在中学体育与健康课中的应用研究 [J].当代体育科技,2022,12（19）:65-69.

[118] 程茜.健康中国战略下中医特色体医融合服务型人才探究 [J].当代体育科技,2022,12（18）:178-181.

[119] 康涛,王明义.体医融合的历史演进与现实启示 [J].中国医学前沿杂志(电子版),2022,14（06）:1-5.

[120] 孟涵,王会儒.我国体医融合研究的热点分析与展望 [J].中国医学前沿杂志(电子版),2022,14（06）:6-11.

[121] 李静,王赫.体医融合视域下高校体育教育改革探讨 [J].航海教育研究,2022,39（02）:82-86.

[122] 曹磊,葛新.“体医”融合视域下我国健康教育融入学校体育的路径 [J]. 体育学刊,2022,29（04）：126-130.

[123] 梁丽珍.体医融合背景下民族传统体育产业的发展创新模式与路径选择 [J]. 经济研究导刊,2017,342（28）：53-54.

[124] 张鲲,杨丽娜,张嘉旭.健康中国：“体医结合”至“体医融合”的模式初探 [J]. 福建体育科技,2017,36（06）：1-3,10.

[125] 王波,董杰,盛磊,等.“体医融合”服务需求及影响因素研究 [J]. 当代体育科技,2018,8（10）：173-175,177.

[126] 李霞,李兵,莫树森,等.“健康中国”背景下体医深度融合模式的探讨 [J]. 运动精品,2018,37（07）：70-71,73.

[127] 孙通,罗敦雄,陈洁星,等.“体医融合”背景下医学院校体育教学改革的研究 [J]. 福建医科大学学报(社会科学版),2018,19（02）：55-58.

[128] 马荣超.基于“体育+”时代下体育健康服务业供给侧改革研究——“体医融合”模式探析 [J]. 湘南学院学报,2018,39（05）：106-110.

[129] 冯振伟,王先亮.基于共生理论的体育业与医疗服务业融合共生路径构建研究 [J]. 山东体育学院学报,2018,34（05）：1-7.

[130] 余清,秦学林.体医融合背景下运动康复中心发展困境及对策分析 [J]. 体育与科学,2018,39（06）：24-30.

[131] 岳建军,龚俊丽,贝迎九,等.体力活动生命体征：运动是良医的核心、体医融合的支点 [J]. 成都体育学院学报,2018,44（06）：116-120.

[132] 曾钦梅,张维,李婷等.体医融合研究现状分析及思考 [J]. 医学信息,2019,32（05）：4-5.

[133] 马妮.健康中国理念下体医融合服务平台构建研究 [J]. 运城学院学报,2018,36（06）：76-78.

[134] 曾及恩,杨明发.“体医结合”与“体医融合”关系辨析 [J]. 青海师范大学学报(自然科学版),2019,35（01）：95-98.

[135] 宋福杰.“健康中国”背景下体育院校“体医结合”课程设置探究 [J]. 当代体育科技,2019,9（13）：177-178+180.

[136] 王春顺,娄方平,李国泰.新时代我国体医融合双元创新发展研究 [J]. 体育文化导刊,2019,203（05）：6-11.

[137] 余自华,洪玉兰,林艺凌,等.体医融合视角下医疗体育的发展趋势 [J]. 体育科技文献通报,2019,27（06）：19-20.

[138] 卓贤迪.体医融合视阈下高校学生体质健康促进研究[J].当代体育科技,2019,9(18):137,139.

[139] 高尚尚,郭建军,王彦.体医融合是我国慢性病防控的必由之路[J].慢性病学杂志,2019,20(08):1119-1120,1124.

[140] 范小坤.从社会学角度看"体医融合"[J].运动精品,2019,38(08):103-104.

[141] 刘海平,汪洪波."体医融合"促进全民健康的分析与思考[J].首都体育学院学报,2019,31(05):454-458.

[142] 董宏,戴俊,殷鹏.供给侧改革视域下体医融合服务供给模式的现实困境与优化路径[J].武汉体育学院学报,2019,53(09):15-21.

[143] 董琛,张丽红.健康中国视域下"体医融合"模式的青少年运动处方研究[J].青少年学刊,2019,133(05):57-60,64.

[144] 李海磊.体医融合慢病锻炼干预新模式探索[J].科技资讯,2019,17(32):252-253.

[145] 曹政.体医融合发展的价值逻辑关联及协同路径选择[J].当代体育科技,2019,9(34):4-7.

[146] 韩文华,苏煜,高嵘.体医融合健康促进教学模式对大学生健康行为和健康状况的影响[J].中国健康教育,2019,35(10):881-884.

[147] 文静,邵惠.儿童近视眼防治的体医深度融合策略研究[J].福建体育科技,2019,38(06):1-3,16.

[148] 肖振鑫,罗阳建,陈之标,等."体医融合"下我国中小学学校体育的困境和发展[J].惠州学院学报,2019,39(06):124-128.

[149] 方向丽,程登富,樊铭.健康中国背景下"体医融合"发展路径及策略研究[J].廊坊师范学院学报(社会科学版),2019,35(04):112-116.

[150] 陈君顺子.浅谈"体医融合"背景下社会体育指导与管理专业的发展理念创新与路径选择[J].当代体育科技,2020,10(02):108-109.

[151] 吕秀娟.构建"体医融合"模式下社区体质测控服务体系[J].湖北体育科技,2020,39(01):32-35.

[152] 郑朝沙,符壮.体医融合相关体育产业创新发展研究[J].广州体育学院学报,2020,40(01):36-38.

[153] 丁亚会.体医融合背景下青少年体质健康促进的路径选择[J].吉林体育学院学报,2020,36(01):49-52.

[154] 戴红磊,苏光颖.我国社区体医健康服务模式困境及发展路径 [J].体育文化导刊,2020,213（03）:62-66.

[155] 王崙,梁圆,宋笑童.中国居民运动健康服务供给多元主体融合模式研究 [J].体育成人教育学刊,2020,36（02）:64-68,95.

[156] 郭建军,郑富强.体医融合给体育和医疗带来的机遇与展望 [J].慢性病学杂志,2017,18（10）:1071-1073.

[157] 谷倩,黄涛,程蜀琳."体医融合"视域下"运动是良医"的再认识——历史、现状和争议 [J].体育科研,2018,39（01）:48-55.

[158] 董传升,汪毅,郑松波.体育融入大健康:健康中国治理的"双轨并行"战略模式 [J].北京体育大学学报,2018,41（02）:7-16.

[159] 金晨,王会萍,李婧.推进体医融合 建设健康中国 [J].中国健康教育,2018,34（02）:185-188.

[160] 王波,董杰,盛磊,等.体医融合内涵、模式及路径探讨 [J].体育科技,2018,39（03）:30-31,36.

[161] 王春艳,付强,李晶,等.体医融合服务标准体系构建研究 [J].标准科学,2019,547（12）:98-102.

[162] 吕秀娟.构建"体医融合"模式下社区体质测控服务体系 [J].湖北体育科技,2020,39（01）:32-35.

[163] 孟俊鸟.体医融合引领下儿童健康促进模式研究 [J].中国多媒体与网络教学学报（上旬刊）,2020（02）:229-230.

[164] 高千里,商勇,李承伟,等.供给侧改革视域下体医融合健康服务供给研究 [J].武汉体育学院学报,2020,54（06）:19-24.

[165] 江志全,朱凤玲,李铭.健康中国背景下"体医融合"发展研究 [J].产业与科技论坛,2020,19（13）:16-17.

[166] 王培芳,顾兴林,刘建彬,等.体医融合背景下运动处方师发展路径的研究 [J].体育科学研究,2020,24（04）:66-69.

[167] 张玲.关于"体医融合"背景下的大学体育俱乐部教学模式 [J].当代体育科技,2020,10（25）:63-65.

[168] 黄慧玲.全民健康时代下的体医融合思考 [J].中国心血管病研究,2020,18（10）:865-868.

[169] 尹作亮,江玉华.体医融合视角下中小学生体育核心素养培育路径 [J].林区教学,2020,283（10）:116-118.

[170] 刘海平,汪洪波."大健康"视域下中国城市社区"体医融合"健

康促进服务体系的构建 [J]. 首都体育学院学报,2020,32（06）：492-498.

[171] 黄子伦,刘磊,李默涵,等.健康中国背景下的"体医融合"产业发展趋势研究 [J]. 中国市场,2020,1059（32）：65,77.

[172] 靳铁柱,徐桂兰.运动处方对体育和医疗融合的价值 [J]. 中阿科技论坛(中英文),2020,22（12）：66-68.

[173] 安宁,赵硕,李梦迪,等.体医融合背景下医学院校人才培养教育模式探究 [J]. 中国市场,2021,1064（01）：188,196.

[174] 陈溢.从"体医结合"到"体医融合"的内涵、困境与路径研究 [J]. 四川体育科学,2021,40（01）：41-45.

[175] 李彦龙,陈德明,聂应军,等.场域论视域下我国体医融合的实然困境与应然进路 [J]. 体育学研究,2021,35（01）：36-43.

[176] 王一杰,王世强,李丹,等.我国体医融合的社区实践：典型模式、现实困境和发展路径 [J]. 中国全科医学,2021,24（18）：2260-2267.

[177] 王兴一,王建宇.我国体医融合政策特征及发展策略 [J]. 体育文化导刊,2021,226（04）：59-65.

[178] 李建平,刘霞,季威,等.健康中国战略背景下体医深度融合的现实审视及融合路径 [J]. 辽宁体育科技,2021,43（03）：6-10.

[179] 陈小青,陈伯梅,胡国彬,等.基于社区卫生服务的体医融合模式探讨 [J]. 中医药管理杂志,2021,29（11）：208-210.

[180] 刘万志,刘丰彬.体医融合可持续发展路径的研究 [J]. 大连大学学报,2021,42（03）：114-120.

[181] 武文龙,王鑫.体医融合政策的现实困境与对策研究 [J]. 辽宁体育科技,2021,43（04）：7-10.

[182] 岳建军,王运良,龚俊丽,等.后疫情时代体医融合新取向：健康储备 [J]. 成都体育学院学报,2021,47（04）：112-117.

[183] 张安骏."体医融合"背景下的医学院校体育教学改革——以昆明医科大学为例 [J]. 教育教学论坛,2021,532（33）：77-80.

[184] 陈晓红,郭建军.主动健康背景下我国体医融合服务框架的构建 [J]. 首都体育学院学报,2021,33（05）：474-480.

[185] 仇军.体医融合研究的问题导向与现实关切 [J]. 天津体育学院学报,2021,36（05）：534-540.

[186] 陈亮,王思,徐景彩.浅议体医融合健康服务的利益相关者 [J]. 西部学刊,2021,147（18）：59-61.

[187] 袁岩.医学院校体医融合视域下专业体育人才培养探析[J].就业与保障,2021,285（19）：114-115.

[188] 魏夫超,张传光,孙志远,等.协同创新理论视角下体医融合发展路径的模式构建[J].辽宁体育科技,2021,43（06）：13-18.

[189] 郭晓娜,黄涛.体医融合背景下临床医学专业复合型人才培养研究[J].黄河科技学院学报,2021,23（11）：88-91.

[190] 张燕中,魏敏,储龙霞,等.中国健康服务业"体养医"融合发展模式研究[J].沈阳农业大学学报（社会科学版）,2021,23（06）：672-678.

[191] 廖琛,农丽颖,于正文,等.体医融合视阈下高校运动康复专业产学研合作教育研究[J].体育科技,2021,42（06）：47-50.

[192] 李苏婷,全海英.体医融合背景下促进我国青少年体质健康的路径研究[J].青少年体育,2021,104（12）：33-36.

[193] 杨继星,陈家起,高奎亭,等.体育与医疗融合发展的政策研究：起始诉求及路径选择——基于习近平总书记关于融合发展重要论述的解构[J].武汉体育学院学报,2022,56（01）：45-53.

[194] 程嘉浩,吴俊芳,李桥兴.体医融合视角下我国体育产业发展模式探索——基于扎根理论[J].体育科技文献通报,2022,30（02）：209-212+238.

[195] 张帆."健康中国"视域下"互联网+"社区体医融合健康服务平台构建研究[J].体育科技,2022,43（01）：14-17.

[196] 何佳莉,韩金勇.利益相关者视阈下体医融合的实施路径研究[J].体育与科学,2022,43（02）：114-120.

[197] 崔显超,贺道远,陈胜,等.健康中国战略下宜昌市"体医融合"发展模式及路径建设的思考[J].当代体育科技,2022,12（10）：165-168.

[198] 丁省伟,储志东,范铜钢.健康中国背景下体医深度融合体系框架——基于系统论视角[J].体育教育学刊,2022,38（02）：40-45.

[199] 赵晹,吴小圆,任占兵.体医融合背景下马拉松跑者的健康收益、健康风险与投资策略[J].沈阳体育学院学报,2022,41（03）：14-20.

[200] 郭艳菊,莫伟彬,彭峰林.体医融合视域下运动生理学实验教学改革与探索——以广西师范大学为例[J].体育科技,2022,43（04）：32-34.

[201] 姜庆丹,张艳,赵忠伟.体卫融合视域下全民健身促进全民健康的障碍及破解路径[J].沈阳体育学院学报,2022,41（06）：85-89,130.

[202] 重视眼健康,积极做好近视防控 [J].中国眼镜科技杂志,2023,362（04）:3-5.

[203] 本刊编辑部.聚焦近视防控,我们正在行动——中国眼镜行业近视防控面面观(下)[J].中国眼镜科技杂志,2023,362（04）:6-7.

[204] 王瑞强.近视防控:从经验中来,到实践中去 [J].中国眼镜科技杂志,2023,362（04）:22-23.

[205] 于翠.构建儿童青少年视力健康生态圈,从四个方面助推近视防控 [J].中国眼镜科技杂志,2023,362（04）:10-11.

[206] 童浩杰,李玉兰,祝丽玲.中国 2005—2019 年 7~18 岁汉族学生近视率的性别差异 [J].中国学校卫生,2023,44（03）:458-461.

[207] 倪克胜,张传峰,吴中品.利用体育教学防控中小学生近视的实践 [J].安徽教育科研,2023,144（08）:68-70.

[208] 陈晓燕,林文癸,李宇星,等."双减"政策后增加体育运动对儿童近视影响的调查研究 [J].当代体育科技,2023,13（06）:41-45,50.

[209] 刘宇航,高思垚,蒋顺,等.基于生态系统理论的中国儿童青少年近视影响因素研究 [J].健康教育与健康促进,2023,18（01）:48-53.

[210] 何佳敏,李红艳,杨创豪,等.中国青少年近视多元主体协同防控研究 [J].中国学校卫生,2023,44（01）:11-16.

[211] 赖佳钰,陈胜.中西医防控青少年近视的研究进展 [J].中外医学研究,2023,21（02）:163-167.

[212] 薛本立,薛雅卿,郑晓,等.健康促进行动领域视角下中小学近视防控示范校评价指标体系构建研究 [J].现代预防医学,2023,50（01）:91-96.

[213] 魏瑞华,张红梅,刘盛鑫,等.加强我国儿童青少年近视的科学预防与控制 [J].眼科新进展,2023,43（01）:1-6.

[214] 杨璇,刘金华.中学生体育运动对近视程度影响的实证研究 [J].福建体育科技,2022,41（06）:69-74.

[215] 童浩杰,祝丽玲.东亚四国儿童青少年近视防控背景和防控措施比较 [J].预防医学论坛,2022,28（12）:953-957.

[216] 张雅婷,刘书芳.运动疗法在青少年近视防治应用中的研究进展 [J].预防医学论坛,2022,28（12）:985-987.

[217] 廖洋,夏雪.儿童青少年近视防控系统提升 科普教育任重道远 [N].中国科学报,2022-12-09（003）.

[218] 张玉霞,孙婧.基于大数据的青少年视力健康公共服务平台的设计与开发[J].数字技术与应用,2022,40（11）：227-229.

[219] 李治,王玲.近视防控指南相关调查与实践方案设计[J].玻璃搪瓷与眼镜,2022,50（11）：1-8.

[220] 许梦飞,王玲.视光中心视觉健康服务的实施与升级[J].玻璃搪瓷与眼镜,2022,50（11）：13-16,23.

[221] 王旸,李富馨.342例儿童近视特点分析及相关环境因素影响研究[J].大医生,2022,7（22）：74-76.

[222] 王晖.儿童青少年近视防控路径分析[J].人人健康,2022,581（24）：54-56.

[223] 本刊编辑部.聚焦近视防控,我们都在关注什么？——中国眼视光行业近视防控面面观[J].中国眼镜科技杂志,2022,357（11）：14-29.

[224] 丁增辉,胡伟涛,郭强.儿童青少年近视防控运动处方库实施体系构建研究[J].中国眼镜科技杂志,2022,357（11）：111-115.

[225] 罗剑生,谢俊兴.打好近视综合防控"组合拳"[N].泉州晚报,2022-10-26（010）.

[226] 支慧晶,宋杨,康鹏扬,等.户外活动与青少年近视防控的关系研究[J].青少年体育,2022,114（10）：52-55.

[227] 庞亚铮,王凯,黄田,等.眼保健操干预儿童青少年近视的有效性及安全性的研究进展[J].中国中医眼科杂志,2022,32（10）：831-833,840.

[228] 管福泉.学校预防青少年近视可为的思考与实践[J].教书育人,2022,795（29）：18-20.

[229] 钟乐江.学校主导下"校家合力"预防和减少青少年近视研究[J].教书育人,2022,795（29）：24-26.

[230] 郑博今,李迎红,廖小华,等.体育锻炼融合中医调理对儿童青少年近视的干预效果研究[J].首都体育学院学报,2022,34（05）：538-544.

[231] 郭芳,王海英,王立书,等.实训基地科普化,科普项目课程化——职业教育近视防控与眼健康科普基地建设及服务模式探讨[J].中国眼镜科技杂志,2022,356（10）：103-106.

[232] 陈雪.中国儿童近视原因分析——教育教养方式对儿童视功能发育的影响[J].早期儿童发展,2022,4（03）：61-69.

[233] 武金燕,高锦锦,张风梅.基于"治未病"思想探讨揿针防治儿童青少年近视的优势 [J]. 中国中医眼科杂志,2022,32（09）：724-726.

[234] 潘臣炜.积极探索可控性环境和行为因素在儿童青少年近视防控中的作用 [J]. 中国学校卫生,2022,43（09）：1281-1283+1292.

[235] 周爱华.用心呵护一个光明的未来——小学生近视防控实践探索 [J]. 安徽教育科研,2022,125（25）：14-15.

[236] 王红峰.学生近视率居高不下 预防近视还需综合施策 [J]. 云南教育(视界综合版),2022,1115（Z2）：58.

[237] 陶芳标.中国儿童青少年近视病因模型及其政策与策略导向的预防控制 [J]. 安徽预防医学杂志,2022,28（04）：261-265.

[238] 李丰耀,周岚.青少年儿童家庭近视防控教育调查分析 [J]. 玻璃搪瓷与眼镜,2022,50（07）：24-28.

[239] 康永邦,尹福凤,李朝霞.创新"防近"工作模式,让学生远离近视 [J]. 四川教育,2022,778（Z4）：9-10.

[240] 刘忠慧,徐渴,侯常春.户外活动对儿童近视的影响及机制的研究进展 [J]. 中国慢性病预防与控制,2022,30（07）：537-540.

[241] 陈敏.近视防控圈,让孩子们远离近视 [N]. 宁波日报,2022-07-12（A06）.

[242] 黄鹤.儿童青少年近视防控政策的研究——基于理性选择制度主义分析框架 [J]. 新课程导学,2022,559（19）：22-25.

[243] 吴素雄,张燕,杨华.健康治理的发展路径与驱动机制：国际比较 [J]. 浙江社会科学,2023,317（01）：86-96,158-159.

[244] 郑宇阳,郑挺谊.初中生近视问题审视与干预策略 [J]. 中国卫生工程学,2022,21（03）：403-404,407.

[245] 李映白,高芳芳.儿童青少年近视流行现状及其相关影响因素分析 [J]. 现代诊断与治疗,2022,33（11）：1671-1674.

[246] 王静,孙晋海.农村公共体育服务协同治理：基于演化博弈的分析框架 [J]. 沈阳体育学院学报,2023,42（01）：64-72.

[247] 本刊编辑部.呵护祖国花朵 点亮精彩"视"界——儿童青少年近视防控特别企划 [J]. 中国眼镜科技杂志,2022,352（06）：4-8.

[248] 付天天.三年级小学生近视状况追踪研究及体育锻炼综合防控效果初探 [D]. 北京：国家体育总局体育科学研究所,2022.

[249] 张加林.上海市初中生身体活动特征、问题及对策研究 [D].

上海：上海体育学院，2017.

[250] 易红梅，张林秀，白钰，等 . 西部农村小学生视力不良影响因素分析 [J]. 中国公共卫生，2016，32（04）：474-477.

[251] 孟帆，李想，王悦，等 . 宝鸡市中小学生视力不良配镜率及其相关因素分析 [J]. 中国学校卫生，2018，39（10）：1509-1511，1515.

[252] 胡跃强，胡亚男，王薇佳 . 以视力干预为切入点的健康促进学校创建效果分析 [J]. 中国公共卫生管理，2019，35（06）：764-767.

[253] 姜轶，郭仰峰，杜雪莹，等 . 广州市中小学视力干预模式试点效果评价 [J]. 中国学校卫生，2020，41（07）：1088-1091.

[254] 朱厚伟，史曙生，申翠梅，等 . 我国初中生视力的影响因素研究——基于 CEPS（2014—2015 学年）追访数据的多项 Logistic 回归模型分析 [J]. 中国体育科技，2022，58（04）：52-61.

[255] 段佳丽，王丹，滕立新，等 . 家庭中影响学生视力的行为因素研究 [J]. 中国学校卫生，2006（07）：641-642.

[256] 陶芳标，潘臣炜，伍晓艳，等 . 户外活动防控儿童青少年近视专家推荐 [J]. 中国学校卫生，2019，40（05）：641-643.

[257] 窦义蓉 . 重庆市中小学生视力相关生存质量及视力保健行为的调查研究 [D]. 重庆：重庆医科大学，2015.

[258] 郭璇，刘盛鑫，王奇凡，等 . 天津市小学生视力不良与家庭环境因素的关系 [J]. 中国学校卫生，2018，39（01）：19-22.

[259] 刘洪新 . 促进体育锻炼终身化的若干因素分析 [J]. 中国学校体育，2003（01）：61-63.

[260] 焦琳艳 . 初中生体育学习兴趣的研究——以长春市第五十六中学为例 [J]. 青少年体育，2016（03）：62-64.

[261] 李亮，黎东生，廖思兰 . 广东省"医体结合"健康服务模式构建初探 [J]. 中国卫生资源，2012，15（01）：45-47.

[262] 聂上伟 . 基于健康中国的"体医融合"发展探究 [J]. 山西青年，2020（12）：29-30.

[263] 王小素 . 协同治理视角下社区教育社会参与的框架设计与机制构建 [J]. 教育与职业，2023，1032（08）：29-33.

[264] 任飞，周健，施雯慧，等 . 协同治理视角下市域紧密型医联体建设与推进策略 [J]. 卫生软科学，2023，37（04）：5-8.

[265] 胡建华，唐继晨 . 应然与实然的融合：跨区域公共危机协同治

理的横向府际责任研究 [J]. 领导科学,2023,824（03）：78-83.

[266] 刘涛.协同治理视域下加强我国应急广播传播能力建设探析 [J].新闻世界,2023,384（04）：15-18.

[267] 汤际澜.治理理论论域下我国体育治理研究的贡献、省思与进路 [J].天津体育学院学报,2023,38（02）：227-233.

[268] 王晓晨,胡玉泽.多元主体协同的大型体育赛事网络舆情传播与治理研究 [J].沈阳体育学院学报,2023,42（02）：123-129.

[269] 何苗,叶战备.政务数据协同治理的有效运行机制 [J].特区经济,2023,410（03）：67-70.

[270] 唐亚林,郝文强.从协同到共同：区域治理共同体的制度演进与机制安排 [J].天津社会科学,2023,248（01）：84-94,103.

[271] 李彦龙,常凤,陈德明,等.我国体育与卫生融合协同治理的多重逻辑研究 [J].山东体育学院学报,2023,39（01）：30-36.

[272] 牛群,张瑞林.多元主体协同视角下校社合作推进学校体育发展的演化博弈分析 [J].体育学研究,2023,37（01）：102-112.

[273] 段绪来.地方高校体育专业创新创业教育生态系统协同治理的现实审视与改革路径 [J].体育科技文献通报,2022,30（11）：118-120,162.

[274] 张志琴.新型城镇化视域下的社区体育协同治理研究——对安徽社区体育现实考察与未来的思考 [J].阜阳师范大学学报（自然科学版）,2022,39（02）：113-120.

[275] 马占新,苏日古嘎,包斯琴高娃.决策单元内部协调关系的度量与政策协同 [J].内蒙古大学学报（自然科学版）,2023,54（02）：121-131.

[276] 王贞洁,吕志军.经济政策不确定性与企业资本配置效率——基于三重作用机制和政策协同效应的研究 [J].现代经济探讨,2023,495（03）：77-87.

[277] 王兆轩,林泽瑞.政策工具视角下我国网络游戏管理政策文本量化研究 [J].出版与印刷,2023,132（01）：10-23.

[278] 窦倩楠.城市社区的协同治理运作机制研究 [J].文化产业,2023,259（06）：156-158.

[279] 郭超.学校家庭社区协同育人机制构建研究——基于协同治理理论的视角 [J].教育探索,2023,362（02）：54-58.